Frauen in den Wechseljahren

Campus Forschung
Band 779

Sylvia Kirchengast, Dr. rer. nat., habil., ist Assistentin am Institut für Humanbiologie der Universität Wien.

Sylvia Kirchengast

Frauen in den Wechseljahren

Eine interkulturelle Studie

Campus Verlag
Frankfurt/New York

Meiner Mutter und meiner Tochter, den beiden wichtigsten Frauen in meinem Leben

2. Auflage, unveränderter Nachdruck 2021
Druck Bindung: Books on Demand

Die Deutsche Bibliothek – CIP-Einheitsaufnahme

Kirchengast, Sylvia:
Frauen in den Wechseljahren: eine interkulturelle Studie / Sylvia Kirchengast. –
Frankfurt/Main; New York: Campus Verlag, 1999
(Campus: Forschung; Bd. 779)
ISBN 3-593-36229-5

Umschlaggestaltung: Atelier Warminski, Büdingen
Druck und Bindung: KM-Druck, Groß-Umstadt
Gedruckt auf säurefreiem und chlorfrei gebleichtem Papier.
Printed in Germany

Inhalt

Vorwort

Im Alter von 23 Jahren begann ich mich im Rahmen meiner Doktorarbeit in Humanbiologie mit der Biologie, aber auch der sozioökonomischen und psychischen Situation klimakterischer und postmenopausaler Frauen auseinanderzusetzen. Das Thema interessierte mich, weil es einen mir völlig unbekannten Lebensabschnitt widerspiegelte, der mir - sollte ich etwa 50 Jahre alt werden - unausweichlich bevorsteht. Ich führte in der Wechselambulanz der Wiener Universitätsfrauenklinik unzählige Interviews mit betroffenen Frauen, analysierte ihre Body composition und verglich diese mit Hormonwerten und subjektiv empfundenen Beschwerden. Dabei mußte ich feststellen, daß sich die meisten Frauen wirklich krank fühlten und in der Konsultation von Fachärzten die einzige Möglichkeit sahen ihr Leben wieder lebenswerter zu machen. Diese Beobachtung stand in krassem Gegensatz zu meiner biologischen Überzeugung, eine völlig natürliche und für alle Frauen unausweichliche Lebensphase zu untersuchen, die unbestreitbar mit einer Vielzahl körperlicher aber auch seelischer Probleme assoziiert ist. Klimakterium und Menopause waren völlig verpathologisierte Lebensabschnitte. Meine intensive Zusammenarbeit mit Gynäkologen, auch lange nach Abschluß meiner Doktorarbeit, aber auch meine Arbeit als Humanbiologin zeigten mir, daß auch im Forschungsbereich sich ausschließlich die Medizin für die Untersuchung von Klimakterium und Menopause zuständig fühlte. Humanbiologen, die ich für zuständig erachtet hätte, brachten diesem universell auftretenden Lebensabschnitt kein Interesse entgegen. Für mich blieb das Ende der fruchtbaren Phase im Leben der Frau jedoch Hauptthema meiner Arbeit. Auch in der Diplomarbeit meines zweiten Studiums der Ethnologie und Psychologie widmete ich mit der Frau in den Wechseljahren. Diesmal standen kulturelle Parameter und ihre Bedeutung für die Frau im Wechsel im Vordergrund meiner Arbeit. Kulturelle und sozioökonomische

Parameter sind von entscheidender Bedeutung für den Verlauf dieser Lebensphase und mit ein Grund, warum Frauen in unserer Gesellschaft die Menopause als Krankheit auffassen. Auch in anderen Gesellschaften leiden Frauen und körperlichen und psychischen Symptomen des Klimakteriums, doch ihre Interpretation ist eine andere. Die Menopause ist unausweichlich, wie frau damit umgeht liegt in erster Linie an ihr selbst. Eine gründliche Erforschung der Menopause tut not, bei allem medizinischen Fortschritt, der diese Lebensphase für viele Frauen zweifelsfrei erträglicher gemacht hat. Zur Zeit sind bereits unglaubliche 9% der gesamten Weltbevölkerung postmenopausale Frauen. Vor allem in den Entwicklungsländern wird aufgrund der steigenden Lebenserwartung der Frau dieser Trend weiter andauern. Durch die Globalisierung werden jedoch unsere westlichen Wertesysteme, die im speziellen Fall eine Pathologisierung der Menopause beinhalten, in andere Gesellschaften transportiert. Werden die betroffenen Frauen dann ähnliche Probleme erleiden wie ihre Geschlechtsgenossinnen in den westlichen Industrienationen? Daher erachte ich eine gründliche Analyse von Biologie der Menopause aber auch der Bedeutung von kulturellen Parametern für den Verlauf des Klimakteriums für unerläßlich.

Ich möchte an dieser Stelle den mittlerweile tausenden Frauen danken, die sich für meine Interviews und Untersuchungen freiwillig zu Verfügung gestellt haben. Es war für mich von unschätzbarem Wert, daß sie mir (die ich in vielen Fällen ihre Tochter hätte sein können) so freimütig über diesen schwierigen Lebensabschnitt berichteten. Ich habe vieles erfahren, was ich wissenschaftlich gesehen nicht auswerten konnte da es nicht in Daten faßbar war, aber mich persönlich bereichert und meinen Zugang zu einer Lebensphase, die mir vermutlich noch mindestens 15 Jahre verschlossen sein wird, erleichtert hat. Ich danke auch den Ärzten der Wechselambulanz der Wiener Universitätsfrauenklinik allen voran Univ.Prof.DDr. Johannes Huber, der meine Arbeit mit ihrem deklariert nichtmedizinischen Ansatz jahrelang unterstützt hat. Dem Menox-Ambulatorium für Diagnose und Therapie des Klimakterischen Syndroms in Wien danke ich für die jahrelange Kooperation. Frau Beate Koglin vom Campus-Verlag danke ich dafür, daß sie meine Arbeit für wert befunden hat im Campus-Verlag zu erscheinen.

Einleitung

Der Lebenszyklus des weiblichen Homo sapiens ist durch ein innerhalb der Mammalia nahezu einmaliges Merkmal charakterisiert: Unabhängig von der Lebensspanne, wird die Reproduktionsfunktion der Frau unwiderruflich beendet, lange bevor andere somatische bzw. physiologische Erscheinungen des Greisenalters sich bemerkbar machen (Lancester & King 1985). Das Ende der reproduktionsfähigen Phase im Leben der Frau, die Menopause, ist einerseits durch eine Erschöpfung des Eizellenvorrats in den Ovarien und andererseits durch das Ende regelmäßiger Menstruationszyklen gekennzeichnet. Da alle Frauen die etwa ihr 50. Lebensjahr erleben, ihre Fortpflanzungsfähigkeit unwiderruflich beenden, zählt die Menopause zu den menschlichen Universalien und stellt ein biologisches, jedoch kein pathologisches Merkmal des weiblichen Lebenszyklus dar.

Dennoch zählte lange Zeit die wissenschaftliche Auseinandersetzung mit dem Klimakterium und der Menopause ausschließlich zu den Aufgaben der Medizin. Diese sollte die Ursachen typischer körperlicher und psychischer Beschwerden dieses Lebensabschnittes erforschen und möglichst wirksame Heilmittel entwickeln. Die Inanspruchnahme der Frau und ihrer Leiden durch die hauptsächlich männerdominierte Medizin und im speziellen durch die Gynäkologie geht auf gesellschaftliche und wissenschaftsgeschichtliche Veränderungen im Laufe des 17. und 18. Jahrhunderts zurück. Bis ins 17. Jahrhundert lag das alleinige Recht Geburtshilfe zu leisten in den Händen von Hebammen oder auch weisen Frauen, denen selbst regierende Herrscherhäuser das kostbare Leben der Thronfolger anvertrauten. Diese Frauen waren ebenso wie ihre männlichen Kollegen, die Barbiere, die Gewürzhändler oder Apotheker oft Analphabeten und erwarben ihr oft reiches Wissen von anderen Frauen. Neben der Geburtshilfe waren die Hebammen jedoch auch für andere sogenannte Frauenleiden aber auch für Empfängnisverhütung und

Geburtenkontrolle zuständig. Bis ins 17. Jahrhundert arbeiteten Hebammen und Ärzte oft ungestört nebeneinander. Im Laufe des 17.und 18.Jahrhunderts kam es jedoch zur Konsolidierung des nahezu ausschließlich männlichen Ärztestandes. Die Gründung einer Standesvertretung der Hebammen jedoch wurde untersagt. Zunächst zogen vor allem die sozial besser gestellten Schichten einen männlichen Arzt für die Belange der Frauenheilkunde einer Hebamme vor, doch begann sich bis in unser Jahrhundert die Bedeutung der nunmehr etablierten Schulmedizin, in diesem Falle der Gynäkologie auszuweiten. Dies führte nicht nur zu einer Verdrängung der Hebammen, sondern resultierte auch in einer Medizinalisierung völlig natürlicher Situationen im Leben der Frau. Geburt und Stillperiode waren gleichermaßen betroffen wie das Ende der reproduktionsfähigen Phase, die Menopause. Die Lebensphase des Klimakteriums, die ein ubiquitäres Phänomen des weiblichen Homo sapiens darstellt und somit auch nicht als Krankheit zu betrachten ist, wurde zusehends medizinalisiert. Dieser Prozeß wurde durch die Identifizierung der weiblichen Sexualhormone in den 20er Jahren dieses Jahrhunderts noch gefördert und erreichte mit den neuen Möglichkeiten zur synthetischen Herstellung von Östrogenen seinen Höhepunkt. Bereits in den 30er Jahren wurden in den USA erste Östrogeninjektionen verabreicht und seit den 60er Jahren war der Weg für die heute übliche Hormonersatztherapie bereitet. Jede wissenschaftliche Disziplin hat ihre eigene Sichtweise und ihre eigene Art an einen Untersuchungsgegenstand heranzugehen. Das Klimakterium und die Menopause, völlig natürliche Vorgänge im Leben der Frau wurden zum Forschungsgegenstand der Medizin, was implizierte, daß diese Lebensphase etwas Pathologisches sei und daher einer Behandlung bedürfe. Die reichhaltigen Möglichkeiten der Hormonersatztherapie, die heutzutage relativ risikofrei anzuwenden ist, sollten eigentlich eine Erleichterung dieser Lebensphase bzw. Verschwinden des „pathologischen" Vorgangs Menopause mit sich bringen. Dies mag äußerlich auch der Fall sein: Die Hormonersatz-Therapie führt zum Einsetzen menstruationsähnlicher Zyklen und zahlreiche altersbedingte Erscheinungen wie Verringerung der Körpergröße durch vorzeitige Osteoporose, Austrocknen der Haut durch Östrogenmangel, sehr unangenehme vasomotorische Störungen sowie der Involutionserscheinungen des Urogenitaltrakts können erfolgreich bekämpft werden und verbessern die Lebenssituation der betroffenen Frauen unbestritten. Dennoch stellen die Jahre um die Menopause nach wie vor eine Krisenzeit dar. Eine Krisenphase, die durch die Errungenschaften der Medizin, die menopausale

Frau gänzlich für sich vereinnahmte, nicht entschärft werden konnte. Daher ist es von außerordentlicher Bedeutung, daß auch andere Disziplinen sich mit dieser Lebensphase der Frau auseinandersetzen und so dokumentieren, wodurch diese Krisen überhaupt ausgelöst werden. Gefordert sind in diesem Zusammenhang die Natur- sowie die Sozialwissenschaften.

In den letzten 150 Jahren hat sich die durchschnittliche Lebenserwartung der Frau in den westlichen Industrieländern fast verdoppelt (Young 1971). Betrug 1850 die durchschnittliche Lebenserwartung einer Frau 38 Jahre, so konnten Ende der 80er Jahre unseres Jahrhunderts die Frauen in den Industrienationen mit einer durchschnittlichen Lebenserwartung von 78 Jahren rechnen (Huber 1995). Allerdings sind viele dieser Darstellungen verzerrt, weil die Lebenserwartung durch die extrem hohe Säuglings- und Kleinkindersterblichkeit bis in die ersten Jahrzehnte unseres Jahrhunderts nach unter gedrückt wird. Dennoch haben niemals in unserer Geschichte so viele Frauen das Ende ihrer reproduktionsfähigen Phase erlebt und so lange überlebt wie heute. Durch diesen Anstieg der Lebenserwartung durchleben heute immer mehr Frauen das Klimakterium bzw. verbringen fast ein Drittel ihres gesamten Lebens nach der Menopause. Sie sind daher in hohem Maße mit den gesundheitlichen Problemen konfrontiert, die sich durch die biotischen Veränderungen während des Klimakteriums ergeben. Dies war lange Zeit auch der Grund für den Anspruch der Medizin, die einzige Wissenschaft zu sein, die sich mit den Ursachen und Auswirkungen des Klimakteriums auseinander zusetzen habe. Dabei sollte die Menopause als menschliche Universalie in erster Linie Forschungsgegenstand jener Wissenschaft sein, die sich mit dem Menschen an sich befaßt, der Anthropologie. Die Anthropologie bietet sich in zweifacher Hinsicht als ideale Wissenschaft zur Erforschung jenes wichtigen und interessanten Lebensabschnittes der Frau an. Einerseits zählt die Dokumentation und Analyse der biotischen Veränderungen, der evolutionären Ursachen und der populationsspezifischen Unterschiede dieses Lebensabschnittes zu den Aufgaben der Physischen Anthropologie oder Humanbiologie, andererseits ist die Kulturanthropologie besonders geeignet die unzähligen Variationen im Umgang der Menschen mit dem Ende der reproduktionsfähigen Phase zu erfassen. Dennoch stellte die Menopause für die gesamte Anthropologie lange Zeit kein Thema dar, oder wurde lediglich von einigen Außenseitern des Forschungsbetriebes behandelt. In jüngster Vergangenheit hat in dieser Beziehung jedoch ein Umdenkprozeß stattgefunden. Die in den letzten Jahren auch in den sogenannten Entwicklungsländern angestiegene Lebenserwartung der Frauen und die im Rahmen von Hilfsprojekten installierten medizinischen Einrichtungen ermöglichten erste epidemiologische Untersuchungen klimakterischer Frauen aus traditionellen Gesellschaften (Diczfalusy 1986). Dabei zeigte sich, daß zwar bei allen Frauen die Menopause eintritt, der Verlauf des Klimakteriums jedoch deutliche Unterschiede im Vergleich mit Frauen aus westlichen Industrienationen aufweist, dennoch stellen anthropologische Untersuchungen der menopausalen Frau immer noch eine Seltenheit dar. Dabei könnte die Dokumentation physiologischer und somatischer Veränderungen während des Klimakteriums und nach der Menopause interessante Aufschlüsse für die Physische Anthropologie /Humanbiologie bringen, während eine gezielte Analyse des Klimakteriums im interkulturellen Vergleich überaus wünschenswert und von praktischer Bedeutung wäre. Zunächst müssen die Probleme der klimakterischen Frau in traditionellen Gesellschaften erfaßt werden. Man könnte damit verhindern, daß diesen Frauen eine völlig unangepaßte Therapie verabreicht wird, die für Frauen unserer Gesellschaft konzipiert worden war und auch hier nicht unumstritten ist. Darüber hinaus könnte der interkulturelle Vergleich auch interessante Rückschlüsse auf die Ursachen der vor allem negativen Bewertung des Klimakteriums in unserer Gesellschaft ermöglichen. Für die Linderung klimakterischer Beschwerden wäre auch die Dokumentation und Erforschung traditioneller Heilungsmethoden notwendig, zumal heute die mitunter wahllose Verabreichung diverser Hormonpräparate immer mehr ins Kreuzfeuer der Kritik gerät. Bedauerlicherweise werden in jüngster Zeit interkulturelle Vergleichsstudien fast ausschließlich von Wissenschaftlern durchgeführt, denen häufig das ethnologische Wissen über die untersuchten Bevölkerungsgruppen fehlt. Auch wird durch die von Medizinern durchgeführten Untersuchungen das Klimakterium weiter "pathologisiert" und nicht als "natürliche Übergangsphase" im Leben der Frau betrachtet (Townsend und Carbone 1980). Im Gegensatz dazu fehlt jedoch den Kulturanthropologen ein Naturwissenschaflich-medizinische Ausbildung um Beschwerden klassifizieren zu können.

1. Klimakterium und Menopause

Das Klimakterium stellt jene Phase im Leben jeder 40- bis 55-jährigen Frau dar, in der die Reproduktionsfähigkeit der Frau zunächst eingeschränkt und schließlich durch die Menopause irreversibel beendet wird. Die Menopause tritt unabhängig vom Gesundheitszustand oder anderen Faktoren unausweichlich bei jeder Frau, die dieses Lebensalter erreicht ein, und ist daher als natürliches Ereignis und nicht als Krankheit aufzufassen. Durch die gestiegene Lebenserwartung verbringen in den westlichen Industrieländern heute die Frauen meist ein Drittel ihres Lebens in dieser postgenerativen Phase, ein Faktum das im gesamten Tierreich einmalig ist. Das Ende der Reproduktionsfähigkeit stellt im Leben einer Frau einen bedeutenden biotischen jedoch auch sozialen Einschnitt dar. Bei Männern existiert keine vergleichbare Zäsur, obwohl der Begriff der "männlichen Menopause" bereits 1848 als Synonym für verschiedene psychologische und soziologische Aspekte der sogenannten "Midlife-crisis" verwendet wurde und auch immer wieder durch die Medien geistert (Featherstone und Hepworth 1985). Der Begriff der "männlichen Menopause" oder "des männlichen Klimakteriums" ist jedoch irreführend und auch abzulehnen, da sich die Begriffe Menopause und Klimakterium auf das Ende der Reproduktionsfähigkeit, d.h. auf die irreversible Erschöpfung des Eizellenvorrats und das Ende des Auftretens menstrueller Zyklen bezieht. Beides ist bekanntlich beim Mann nicht gegeben. Es kommt zwar auch beim Mann zu altersbedingten Veränderungen der Reproduktion und einer Reduktion der Sexualhormonsekretion, Männer bleiben jedoch bis zu ihrem Tod potentiell fortpflanzungsfähig. Hugh Barber (1988) charakterisierte die geschlechtstypischen Unterschiede hinsichtlich der Fortpflanzungsfähigkeit so: "It is a quirk nature that women are not able to bear children after the menopause but can continue a very active sex life, whereas men are able to impregnate a woman throughout their lives but with advancing age have difficulties in completing the sex act" (Barber 1988).

Während der Beginn der Pubertät bzw. des fortpflanzungsfähigen Alters bei beiden Geschlechtern in der ersten Hälfte des zweiten Lebensjahrzehnts eintritt und der Beginn der Reproduktionsfähigkeit somit eine Zäsur im Leben von Mann und Frau darstellt, ist das unwiderrufliche Ende der Reproduktionsfähigkeit mit all seinen physiologischen, somatischen, medizinischen aber auch psychosozialen Problemen ein auf die Frau beschränktes Ereignis.

Begriffsbestimmung

Unter dem Begriff Klimakterium versteht man den Zeitraum zwischen dem Ende der fortpflanzungsfähigen Phase und dem Beginn des Seniums, das mit etwa dem 60. Lebensjahr beginnt. Nach den Empfehlungen der WHO (Pavelka und Fedigan 1991) ist es sinnvoll diesen Lebensabschnitt zu unterteilen:

Prämenopause: Unter dem Begriff Prämenopause versteht man den Zeitraum vor dem Beginn des Auftretens unregelmäßiger Zyklen. In dieser Phase besteht noch die volle Reproduktionsfähigkeit, obwohl bereits ab dem 30. Lebensjahr die Anzahl anovulatorischer Zyklen ansteigt, was die Wahrscheinlichkeit einer Befruchtung vermindert. Auch steigen ab dem 4.Lebensjahrzehnt sowohl das Fehlgeburtenrisiko also auch Risiko einer Mißbildung an.

Perimenopause: Der Begriff der Perimenopause kann als Synonym für den Begriff Klimakterium angesehen werden. Der Zeitraum der Perimenopause erstreckt sich vom Beginn des Auftretens unregelmäßiger Zyklen bis 12 Monate nach der letzten spontanen, Menstruationsblutung. In dieser Phase ist die Reproduktionsfähigkeit der Frau noch nicht erloschen, jedoch bereits deutlich eingeschränkt. Dies liegt vor allem an den zahlreichen anovulatorischen Zyklen, die Perimenopause kennzeichnen.Darüber hinaus ist dieser Zeitraum durch markante physiologische Veränderungen, vor allem im Bereich der Hormonsekretion, gekennzeichnet. Diese werden als die Hauptursache für das sogenannte Klimakterische Syndrom diskutiert, ein Beschwerdebild das bei etwa 75% aller Frauen beobachtet werden kann.

Menopause: Der Begriff Menopause stammt aus dem Griechischen, wobei „Men" Monat bedeutet und den menstruellen Zyklus meint, „Pause" symbolisiert das Ende dieses zyklischen Geschehens. Die Menopause ist jener Zeitpunkt an dem die letzte spontane Menstruationsblutung eintritt. Da der Zeitpunkt der Menopause erst feststeht, wenn 12 Monate lang keine weitere spontane Blutung mehr eingetreten ist, kann der exakte Termin der Menopause nur retrospektiv festgestellt werden. Ein Umstand der die Untersuchung der Menopause deutlich erschwert.

Postmenopause: Die Postmenopause beginnt 12 Monate nach der letzten spontanen Menstruationsblutung und reicht bis zum Beginn des Seniums. In dieser Phase sind die großen physiologischen Veränderungen beendet, die Fortpflanzungsfähigkeit ist endgültig erloschen und die hormonelle Instabilität der Perimenopause weicht einer neuen stabileren hormonellen Situation.

Demographie der Menopause

Als ubiquitäres Phänomen betrifft die Menopause alle Frauen, die etwa das 50. Lebensjahr erreichen. In den Industriestaaten tritt die Menopause im Durchschnitt später (50.-52.Lebensjahr) ein als in den meisten Entwicklungsländern. Entsprechend ist die Anzahl der betroffenen Frauen weltweit sehr hoch. Etwa 10% der gesamten Weltbevölkerung sind postmenopausale Frauen. Weltweit erleben 25 Millionen Frauen jährlich die Menopause mit all ihren Problemen und Veränderungen. 1990 waren 467 Millionen Frauen älter als 50 Jahre. Der zu erwartende drastische Anstieg der Weltbevölkerung bis ins Jahr 2030 wird auch die Anzahl menopausaler und postmenopausaler Frauen in die Höhe schnellen lassen, so werden im Jahr 2030 vermutlich 1.2 Milliarden Frauen als postmenopausal zu bezeichnen sein. Dieser rapide Anstieg wird jedoch in erster Linie die sogenannten Entwicklungsländer betreffen, die mit einer Steigerung der weiblichen Lebenserwartung zu rechnen haben, dennoch wird es deutliche regionale Unterschiede geben. Für das Jahr 2030 wird angenommen, daß 13.7% der Weltbevölkerung Frauen älter als 50 sein werden. In den Industriestaaten wird dieser Prozentsatz 22.8%, in Afrika südlich der Sahara jedoch nur 6.6% betragen. Neben den

Industrienationen westlicher Prägung und den ehemaligen kommunistischen Staaten Osteuropas wird vor allem in China mit 17.1% der Anteil an über 50jährigen Frauen sehr hoch sein.

	1990	2000	2010	2020	2030
Welt	8.9	9.2	10.5	12.2	13.7
Industrienationen	16.1	17.5	19.7	21.9	22.9
Ehem.Sozial.Osteuropa	16.6	17.4	19.3	19.5	20.4
Mittlerer Osten	5.9	5.9	6.8	7.9	9.2
Lateinamerika	7.0	7.9	9.9	12.4	14.9
Indien	6.8	7.2	8.2	9.9	11.9
China	8.2	8.9	11.3	14.7	17.1
Restl.Asien + Inseln	6.5	7.2	8.9	11.4	13.8
Afrika	5.1	5.0	5.1	5.6	6.6

Tabelle1: Anteil an Frauen über 50 an der Gesamtpopulation (%) (nach Hill 1996)

Beeindruckend ist auch der Anstieg der Anzahl jener Frauen, die pro Dekade das 50.Lebensjahr erreichen und so als potentiell postmenopausal zu bezeichnen sind.

	1990-2000	2000-2100	2010-2020	2020-2030
Welt	24 530 000	33 763 000	42 068 000	46 460 000
Industrienationen	5 250 000	5 987 000	6 249 000	5 444 000
Ehem.Sozial.Osteuropa	2 101 000	2 674 000	2 196 000	2 445 000
Mittlerer Osten	1 801 000	2 844 000	3 748 000	4 869 000
Lateinamerika	1 970 000	2 851 000	3 799 000	4 495 000
Indien	3 590 000	4 789 000	6 322 000	7 741 000
China	5 173 000	7 900 000	10 673 000	10 048 000
Restl.Asien + Inseln	2 794 000	4 255 000	5 686 000	6 674 000
Afrika	1 851 000	2 463 000	3 395 000	4 748 000

Tabelle 2 : Anzahl der Frauen, die pro Jahr ihr 50.Lebensjahr vollenden (nach Hill 1996)

Man kann deutlich erkennen, daß in den Industrienationen bis zur Dekade 2020-2030 die Anzahl jener Frauen, die Menopause erreichen nicht drastisch ansteigt, im Gegensatz dazu, wird sich die Anzahl menopausaler Frauen in den meisten Entwicklungsländern innerhalb der nächsten 30 Jahre verdoppeln oder gar verdreifachen. Diese Situation ist völlig neu und wird vor allem die sogenannten Entwicklungsländer vor bislang unbekannte Probleme stellen. Es wird sich dabei um sozioökonomische Probleme genauso handeln wie medizinische oder psychosoziale. Wie bereits festgestellt ist die Menopause kein pathologischer Prozeß und daher ist den sie begleitenden Problemen sicher nicht allein mit Hilfe medizinischer Einrichtungen und Behandlungsmethoden, die noch dazu für die meisten Staaten der 3.Welt viel zu teuer sind beizukommen. Darüber hinaus ist zu bedenken, daß durch die starke Beeinflussung sogenannter Dritte-Welt-Länder durch die westlichen Industrienationen auch Familienstrukturen und die Einstellung zum Alter generell einer „Verwestlichung“ unterliegen werden. Dies wird sich aller Voraussicht nach nicht günstig auf die Situation der postmenopausalen Frauen in diesen Ländern auswirken. Um jedoch für diese in unserer Geschichte einmalige Situation, daß ein so hoher Anteil der Weltbevölkerung älter als 50 Jahre ist und eine so große Anzahl von Frauen ihre reproduktionsfähige Phase abgeschlossen hat und noch jahrelang in einer postreproduktiven Phase lebt gewappnet gegenüber treten zu können muß die Menopause als natürliches aber auch als soziales Phänomen ausreichend untersucht sein. Dies beinhaltet auch allgemeine Analysen der Einstellungen alten Menschen gegenüber, da die Menopause in unserer Gesellschaft als typisches Zeichen des nahenden Alters gilt und daher auch sehr negativ besetzt ist. Gerade in diesem Zusammenhang ist die Anthropologie in ihrer umfassendsten Definition als Wissenschaft vom Menschen gefordert.

2. Die Klimakterische Frau als Forschungsgegenstand der Anthropologie

Die Frau fristete in anthropologischen Untersuchungen lange Zeit ein Schattendasein. Dies gilt für die Physische Anthropologie gleichermaßen wie für die Kulturanthropologie. Basierend auf antiken Theorien der Geschlechtlichkeit wurden ab dem 18. Jahrhundert in zunehmendem Maße anatomische Geschlechtsunterschiede dokumentiert. Andreas Vesalius z.B. ein Pionier der Anatomie war der Meinung am Skelett keine Geschlechtsunterschiede feststellen zu können, während andere frühe Anatomen wie der Engländer Cowper die geschlechtsspezifischen Unterschiede von männlichen und weiblichen Körper nicht als Resultat unterschiedlichen Knochenbaus ansah sondern das Fettgewebe dafür verantwortlich machte. In der zweiten Hälfte des 18. Jahrhunderts kommt es zum „Debüt des weiblichen Skeletts". Unterschiede, die Vesalius noch nicht bemerkte wurden jetzt deutlich hervorgekehrt. Allerdings entsprachen die frühen Darstellungen des weiblichen Skeletts ganz deutlich den gesellschaftspolitischen Haltungen des 18.Jahrhunderts. Besondere Beachtung wurde dem weiblichen Becken als Ort der Fruchtbarkeit beigemessen, ansonsten wurde zunächst unrichtig die geringe Größe des weiblichen Kopfes in Relation zum männlichen Kopf hervorgekehrt. Der Hort der Intelligenz und des Denkens mußte beim Mann einfach stärker ausgeprägt sein. Diese unrichtige Beobachtung wurde schließlich im 19.Jahrhundert relativiert, wohl wurde jetzt der Frau ein relativ größerer Kopf als dem Mann zugebilligt, jedoch wurde sogleich die Kindhaftigkeit dieses Merkmals hervorgehoben. Entsprechend dieser Wissenschaftsgeschichte wurde die Frau auch von seiten der Physischen Anthropologie als „untypisch" und daher nicht untersuchenswürdig angesehen. Eine Bedeutung für die Schlüsselereignisse der Evolution zum Homo sapiens wurde ihr weder in Zusammenhang mit Sprachentwicklung, Bipedie oder Werkzeugherstellung zuerkannt. All dies wurde als Resultat der Interaktionen männlicher

Verhaltensweisen wie der Jagd interpretiert. Erst die ideologischen Veränderungen der späten sechziger und frühen siebziger Jahre dieses Jahrhunderts, die auch zur Genese der sogenannten „Feministischen Anthropologie“ führten begannen die Rolle der Frau und die Bedeutung weiblicher Life history Forschung in den Vordergrund zu stellen. Dennoch sind ernstzunehmende Untersuchungen frauenspezifischer Probleme von seiten der Physischen Anthropologie bis heute eher selten.

Ähnlich war die Situation in der Kulturanthropologie bzw. Ethnologie, wobei sich die feministische Anthropologie in den letzten 30 Jahren innerhalb der Kulturanthropologie weit mehr durchgesetzt hat als in der Physischen Anthropologie. In den frühen Monographien wurde Frauen meist nur nebenbei erwähnt, Werke, die sich ausschließlich mit Belangen der Frau befaßten, wie z.B. Ploss und Bartels (1908), Friedenthal (1911), Reitzenstein (1923) waren die Ausnahme. Heute würde man manche Machwerke dieser Zeit bestenfalls als pornographische Sammelsurien bezeichnen. Lediglich in der Matriachatsdebatte, die auf Schilderungen Lafitaus (1724) über die Matrilinearität bei den Irokesen zurückgeht und durch Bachofens "Mutterrecht" (1861), sowie Morgans "Ancient Society" (1877) popularisiert wurde, hat man der Frau eine gewisse Bedeutung für die ethnologische Forschung zuerkannt. Nach oft verzerrenden, dem eigenen Kulturideal entsprechenden Darstellungen der Frau in traditionellen Gesellschaften, kam es in den 20er Jahren dieses Jahrhunderts in den USA durch die Arbeiten von Franz Boas und Margret Mead zu ersten Ansätzen einer wissenschaftlich fundierten ethnologischen Frauenforschung. Die USA sind bis heute das Kernland intensiver sogenannter "women's and gender studies“ geblieben (Hauser-Schäublin 1991). Männliche Forscher schenkten u.a. aus mangelndem Interesse oder erschwertem bzw. unmöglichem Zugang zu weiblichen Informanten, den speziellen Belangen der Frau im interkulturellen Vergleich wenig Beachtung. Daher war die Entwicklung einer an Frauenfragen interessierten ethnologischen Forschung erst durch die ethnologischen Studien von weiblichen Wissenschaftlern möglich. Wann die ethnologische Frauenforschung im deutschsprachigen Raum begonnen hat, ist schwer zu sagen. Die ersten Frauen, die wissenschaftliche Arbeiten zu diesem Themenkomplex veröffentlicht hatten, hatten oft gar kein Hochschulstudium absolvieren können (Hauser-Schäublin 1991). Häufig handelte es sich bei diesen ersten Ethnologinnen um Ehefrauen von Ethnologen, die ihre Männer auf Forschungsreisen begleiten konnten und dabei selbst Studien betrieben. Die erste im deutschsprachigen Raum promovierte Ethnologin war Anneliese Eilers, die 1927 ihr Studium an der Universität Hamburg abschloß (Hauser-Schäublin 1991). Durch die steigende Anzahl weiblicher Wissenschaftler in der Ethnologie und Soziologie wurde den Lebensbedingungen der Frau im interkulturellen Vergleich immer mehr Aufmerksamkeit geschenkt. Die gesellschaftliche Voraussetzung für diese Entwicklung bildeten die Frauenbewegungen in den USA und Europa (Lenz und Luig 1990). Die durch die Frauenbewegung mitgetragene sogenannte "feministische Ethnologie" ist jedoch in ideologisch begründeten Fragestellungen verhaftet und widmet bis heute z.B. der Matriachatsforschung mehr Interesse als vielen aktuellen Problemen der Frauen, speziell der alternden Frau. Diese entstehen durch den immer unvermeidlicher werdenden Kontakt traditioneller Gesellschaften mit den Wertsystemen der Industrienationen, sowie den sich rasant verändernden Lebensbedingungen dieser Frauen. Innerhalb der ethnologischen Frauenforschung stellt die Beschäftigung mit der klimakterischen bzw. postmenopausalen Frau ein besonders wenig beachtetes Forschungsgebiet dar. Einerseits wird der Rolle der Frau bei der Reproduktion großes Interesse entgegengebracht, was jedoch passiert, wenn die Frau im Klimakterium oder nach der Menopause dieser Rolle aus biologischen Gründen nicht mehr gerecht werden kann, wurde, von wenigen Ausnahmen abgesehen, aus der wissenschaftlichen Untersuchung ausgeschlossen. Dies hat zunächst methodische Gründe, da es meist schwer möglich ist klimakterische Frauen als Informantinnen zu gewinnen: das Klimakterium kann zwischen dem 40. und 60. ist meist für den Untersucher gar nicht ersichtlich welche Frau bereits klimakterisch ist und welche nicht. Die einzige Möglichkeit klimakterische Frauen zu untersuchen, besteht meist nur in Kliniken oder Ambulanzen. Dabei ist jedoch zu bedenken, daß auf diese Weise nur Selektionsstichproben zustande kommen, da in den meisten Dritte-Welt-Ländern der Zugang zu medizinischen Einrichtungen nur bestimmten sozialen Schichten sowie ernsthaft erkrankten Frauen möglich ist (Moore 1981, 1991, Diczfalusy 1986). Eine weitere Schwierigkeit stellt die Intimität des Menopausen-Themas dar. Viele Frauen sind gar nicht bereit einem Fremden gegenüber offen über ihre Erfahrungen und Probleme zu sprechen. Dies drückt sich in der geringen Anzahl brauchbarer Untersuchungen zu diesem Thema aus. Bart (1979) versuchte mit Hilfe der Human Relation Area Files, die Daten von über 700 verschiedenen Gesellschaften beinhalten, Informationen über klimakterische Frauen zu erhalten. Derartige Daten existierten jedoch lediglich von 30 der 700 vermerkten Gesellschaften. Erwähnt wird die klimakterische Frau jedoch bereits in Van Genneps "Rites de Passage" im Jahre 1906. Van Gennep charakterisierte die Menopause durch folgende 3 Punkte:

1. Mit dem Ende der generativen Phase sind keine besonderen Riten verbunden
2. Die Menopause stellt den Beginn einer neuen Lebensphase dar
3. Der frühere Status der Frau wird durch die Menopause umgekehrt.

Das von Van Gennep (1906) beschriebene Fehlen jeglicher Riten beim Übergang von der fertilen zur postgenerativen Phase dürfte auch mit ein Grund für das mangelnde Interesse der Anthropologen und Ethnologen an der menopausalen Frau sein. Im Gegensatz zum Ende der fertilen Phase wird der Beginn der reproduktionsfähigen Phase, die Menarche, in vielen Kulturen durch Initiationsriten, im Extremfall sogar durch Beschneidungen, gefeiert (Van Gennep 1906, Ploss und Bartels 1908, Schidlof 1908, Reitzenstein 1923, Schlehe 1987, Püschel 1988). Derartige Zeremonien zogen seit jeher das Interesse der Forscher auf sich. Generell wirken sich nach Van Gennep (1906) die durch die Menopause bedingten Statusveränderungen positiv auf die Rolle der Frau in der Gesellschaft aus. Ein günstiger Einfluß der Menopause auf den Status der Frau in der Gesellschaft wird auch von Paulme (1963) für die meisten afrikanischen Gesellschaften, von Middleton (1966) für die Lugbara Frauen, von Gamst (1969) für die äthiopischen Qmant sowie von Flint (1974) für indische Frauen der Rajput-Kaste beschrieben. Bourdieu (1977) berichtet über islamischen Gesellschaften, daß dort die postmenopausalen Frauen eine Vermittlerrolle zwischen männlicher und weiblicher Welt einnehmen. Negative Auswirkungen der Menopause beschrieb La Fountaine (1960), der eine erhöhte Selbstmordrate bei postmenopausalen Gisu Frauen beobachten konnte.

Erst in den letzten Jahren begann man sich für das Alter und auch für das Klimakterium in außereuropäischen Kulturen zu interessieren Harlan 1964, Dowty et al 1970, Goodman et al 1977, Griffen 1977, 1982, Myerhoff 1982, Biesele und Howell 1981, Davis 1982, Flint 1982, Sinclair 1985, Goldstein 1987, Flint und Samil 1990, Marzi 1991). Allerdings wurde dabei in erster Linie das Auftreten klimakterischer Beschwerden untersucht (Maoz et al 1977a,b, Townsend und Carbone 1980, Moore 1981, Sharma und Saxena

1981, Kay et al 1982, Lock 1982, Wright 1983, Agoestina und Van Keep 1984, George 1988, Lock et al 1988, Moore und Kombe 1991, Sukwatana et al 1991, Wasti et al 1993).

Die genannten Untersuchungen ergaben, daß der Verlauf des Klimakteriums in hohem Maße von kulturellen Faktoren beeinflußt wird. Dies soll jedoch nicht heißen, daß die physischen Veränderungen während des Klimakteriums in verschiedenen Kulturen Unterschiede zeigen, sondern daß die Einstellung der Frau zu diesen Veränderungen unterschiedlich ist und so den Verlauf des Klimakteriums beeinflußt (Flint 1975, Davis 1982, Leiblum und Swartzman 1986).

Für die anthropologische Analyse der Menopause bzw. des Endes der reproduktionsfähigen Phase im Leben der Frau können zwei grundsätzliche Ansätze unterschieden werden:

1) Physischanthropologische/ humanbiologische Ansatz

Diese rein naturwissenschaftliche Sparte der Anthropologie richtet ihr Hauptaugenmerk auf Faktoren die den Zeitpunkt der Menopause determinieren, biotische d.h. hormonelle und somatische Veränderungen die für diese Lebensphase charakteristisch sind, auf Populationsvergleiche des Menopausenalters und die evolutionären Ursache und Erklärungsmodelle für dieses ausschließlich das weibliche Geschlecht betreffende Phänomen.

2) Kulturanthropologischer Ansatz

Diese eher geistes- und sozialwissenschaftliche Sparte der Anthropologie analysiert den Umgang mit dieser Lebensphase in Abhängigkeit von sozialen, sozioökonomischen und kulturellen Parameter. Dabei werden Statusveränderungen ebenso in Betracht gezogen, wie der Umgang mit möglichen Beschwerden.

3. Der Physisch-Anthropologische/ Humanbiologische Ansatz

Das Menopausenalter

Bestimmung des Menopausenalters

Die Menopause bezeichnet den Zeitpunkt der letzten spontanen Menstruationsblutung. Die genaue Bestimmung dieses Zeitpunktes stellt methodisch ein besonderes Problem dar, und dürfte, wie bereits ausgeführt, eine der Ursachen sein, warum die Menopause nur äußerst selten Untersuchungsgegenstand von Feldforschungen war. Während z.B. das Menarchealter, also der Zeitpunkt der ersten spontanen Menstruationsblutung, relativ einfach mit Hilfe der sogenannten Status-quo-Methode evaluiert werden kann, ist dies beim Menopausenalter nicht möglich. Nach den Regeln der WHO (WHO Scientific Group 1981) kann an erst dann korrekt den Zeitpunkt der Menopause definieren, wenn mindestens 12 Monate nach der letzten spontanen Menstruationsblutung keine weitere Blutung mehr aufgetreten ist. Die Menopause ist folglich ausschließlich mit Hilfe der retrospektiven Methode zu bestimmen, die eine Reliabilität von maximal 75-90% aufweist (Livson et al 1962, Bean et al 1979, Harlow und Linet 1989, Madrigal 1991).

Darüber hinaus wäre für eine exakte Bestimmung des Menopausenalters die Erhebung eines Hormonstatus nötig. Als sicherer Indikator gilt ein zweimal gemessener Wert von mehr als 40miV/ml für das Follikelstimulierende Hormon sowie eine sechsmal gemessene Östradiolkonzentration von weniger als 25pg/ml (Huber 1989). Der Normbereich des Follikelstimulierenden Hormons (FSH) liegt bei der fertilen Frau unter 25mU/ml, der des

Östradiols zwischen 50 und 500 pg/ml, je nach Phase des Menstruationszyklus. Diese Untersuchung, die mehrmalige Blutabnahmen erfordert ist denkbar umständlich, sehr aufwendig und auch kostenintensiver.

Veränderungen des Menopausenalters in historischer Zeit

Die Tatsache, daß Frauen ab einem bestimmten Alter nicht mehr in der Lage sind sich fortzupflanzen war schon sehr früh Gegenstand von Spekulationen. Bereits im Alten Testament wird die wundersame Schwangerschaft der betagten Sara berichtet, die im Alter von 90 Jahren Abraham noch seinen Sohn Isaak schenkte. Beschreibungen der Menopause und des Zeitpunktes der Menopause liegen folglich bereits aus biblischen Zeiten sowie der Antike vor. So erwähnt Plinius, daß die Menopause mit 40 Jahren eintritt während Aristoteles und Hippokrates hervorheben, daß einzelne Frauen auch nach dem 40. Lebensjahr noch menstruieren (Amundsen und Diers 1970, Godsen 1985). Im 7. Jahrhundert bezeichneten westgotische Gesetze eine Frau von mehr als 40 Jahren als unfruchtbar. Im 12. Jahrhundert erklärt Hildegard von Bingen, daß die Jahre des Kindergebärens für eine Frau mit 40 Jahren vorbei seien (Amundsen und Diers 1973). Im 16. Jahrhundert soll die Menopause nach Piron (1580) zwischen dem 40. und 50. Lebensjahr eingetreten sein, Mercatus (1588) engt diesen Zeitraum auf das 40. bis 45. Lebensjahr ein. Auch im 17. Jahrhundert berichten verschiedene Autoren über den Zeitpunkt der Menopause, so tritt diese nach Forestus (1634) mit etwa 40 Jahren, nach Hildanus (1646) mit 45 Jahren, nach Sennertus (1649) mit 45 bis 50 Jahren und nach Guarionius (1610) mit 40 bis 50 Jahren ein (Amundsen und Diers 1973). Im 19. Jahrhundert grenzt Flourens (1835) den Zeitpunkt der Menopause zwischen dem 40. und 45. Lebensjahr ein. Der Begriff Menopause selbst wurde 1821 vom französischen Arzt Gardenne eingeführt, dessen Erklärungen vor allem für den Verlauf des Klimakteriums im Abschnitt über die Ursachen des Klimakterischen Syndroms noch zu besprechen sein werden (Wilbush 1988). Aus diesen Angaben über den Zeitpunkt der Menopause läßt sich schließen, daß die Menopause in Antike und im Mittelalter mit etwa 40 Jahren, von der frühen Neuzeit bis ins 19. Jahrhundert mit etwa 45 Jahren eingetreten ist. Seit dem letzten Jahrhundert ist das Menopausenalter weiter auf etwa 50 Jahre angestiegen (Backmann 1948). Backmann (1948) analysierte die Veränderung des Menopausenalters anhand von 62

Stichproben, die aus der Zeit von 1840 bis 1940 stammten und kam zu dem Schluß, daß sich der Eintritt der Menopause innerhalb dieser 100 Jahre um 2,26 Jahre hinausgezögert hatte, von 45.8 Jahre im Jahr 1840 über 46.96 Jahre im Jahr 1890 auf 48.06 Jahre im Jahr 1940. Bemerkenswert ist vor allem die eigenartige Periodizität des Anstiegs des Menopausenalters, die Backmann (1948) beobachtete. Die von ihm beobachteten Maxima des Anstiegs lagen in den Jahren 1840, 1865,1895 und 1925. Für die Zeit nach 1935 nahm Backmann den Beginn eines neuen Maximums an.

Die Ergebnisse von Backmann (1948) wurden durch die Arbeit von Amundsen und Diers (1970) größtenteils widerlegt, die zwar auch ein mittleres Menopausenalter von etwa 40 Jahren in der Antike annahmen, jedoch für die Neuzeit eine erhebliche Variationsbreite des Menopausenalters von 35 bis 60 Jahren feststellten. Flint (1978) analysierte, vergleichbar mit Backmann (1948), den Zeitraum 1864 bis 1964 mit einer größeren Anzahl von Daten und gelangte zu folgendem Ergebnis: In Dänemark und Deutschland konnte ein kontinuierlicher Anstieg des Menopausenalters beobachtet werden. In Dänemark betrug das mittlere Menopausenalter im Jahr 1840 45.5 Jahre, im Jahr 1942 48 Jahre. In Deutschland konnte ein Anstieg des Menopausenalters von 47 Jahren im Jahr 1867 auf 48 Jahre im Jahr 1920 beobachtet werden. In Russland hingegen sank das mittlere Menopausenalter zwischen 1884 und 1905 von 47.5 Jahren auf 45.3 Jahre ab. In England, Frankreich und den USA konnte ein unregelmäßiger Verlauf dieser Veränderungen beobachtet werden. In England sank das Menopausenalter in der Zeit von 1845 bis 1862 von 47 auf 44.6 Jahre ab, stieg bis 1926 auf 48.3 Jahre an. Bis 1942 sank das Menopausenalter neuerlich auf 47.3 Jahre ab, um bis 1964 auf 50.1 Jahre anzusteigen. In Frankreich sank das Menopausenalter zwischen 1872 und 1884 von 48 Jahren auf 46 Jahre ab, stieg jedoch bis 1887 wieder auf 49.5 Jahre an. In den USA betrug das mittlere Menopausenalter im Jahr 1908 48.5 Jahre, sank bis 1918 auf 47 Jahre ab. 1920 betrug es 48.75 Jahre und stieg bis 1960 weiter auf 50.1 Jahre an.

Jahr	Menopausenalter
1867	47.03
1867	47.48(„arm“)
1867	47.64 („reich“)
1869	47.53
1874	46.85
1874	45.84
1878	46.50
1900	49.60
1902	45.26
1906	47.58
1908	46.50
1918	49.00
1919	47.36
1920	48.28
1937	48.35
1943	47.00
1961	49.80
1968	49.59

Tabelle 3: Menopausenalter im deutschsprachigen Raum zwischen 1867 und 1968 (nach Hofmann und Sörgel 1980)

Diese unterschiedlichen Ergebnisse sind jedoch nur mit Vorsicht zu interpretieren, da es sich um Methodenartefakte bei der Bestimmung des Menopausenalters handeln könnte. Auf die Schwierigkeiten bei der exakten Bestimmung des Zeitpunktes der Menopause ist bereits im vorigen Abschnitt hingewiesen worden. Marcha Flint (1978) interpretiert ihre Ergebnisse äußerst vorsichtig, zieht jedoch die Möglichkeit in Betracht, daß es sich bei den Veränderungen der Menopausenalters innerhalb der letzten 150 Jahre um einen säkularen Trend, vergleichbar der Vorverlegung der Menarche im selben Zeitraum, handeln könnte. Dennoch fordert sie zur Erhärtung ihrer Interpretation weitere genauere Untersuchungen, vor allem interethnische und interkulturelle Vergleiche (Flint 1978). Auch Goecke (1959) verzeichnete einen Anstieg des Menopausenalters um 2 Jahre, nämlich von 46.07 auf 48.04 innerhalb eines Zeitraums von 50 Jahren. Keinen kontinuierlichen

Anstieg des Menopausenalters innerhalb dieses Jahrhunderts ergab die Untersuchung von Bengtsson et al (1979) an 1462 Göteborger Frauen. Die Studie wurde in den Jahren 1968-69 und 1974-75 durchgeführt. Die Probandinnen waren in 5 Altersgruppen unterteilt, nämlich in die Geburtsjahrgänge 1908, 1914, 1918, 1922 und 1930. Das mittlere Menopausenalter der Geburtsjahrgänge 1908 betrug 49.7 Jahre, das der Geburtsjahrgänge 1914 50.1 Jahre und das der Geburtsjahrgänge 1918 50.5 Jahre. Es läßt sich folglich ein kontinuierlicher Anstieg des Menopausenalters um fast ein Jahr beobachten. Dieser Trend setzt sich jedoch nicht auf die Geburtsjahrgänge 1922 fort, deren mittleres Menopausenalter 49.9 Jahre betrug. Bengtsson et al. konnten somit weder die Existenz säkularen Trends noch eines ständigen kontinuierlichen Anstiegs des Menopausenalters bestätigen. Eine besondere Schwierigkeit von Untersuchungen über Veränderungen des Zeitpunktes der Menopause in historischer Zeit stellen die meist ungenauen Quellen dar. Die meisten Autoren gaben keinen konkreten Zeitpunkt des Eintritts der Menopause an, sondern nannten einen mehr oder weniger großen Zeitraum in dem die Menopause besonders häufig eintrat. Scanzoni (1863) spricht vom 45. bis 48.Lebensjahr, Küstner (1901), Guggisberg (1946), Maritus (1956) und Hamblen (1947) vom 45. bis 50. Lebensjahr. Nach Fehling (1906) trat die Menopause zwischen dem 48. und 50. Lebensjahr ein (alle Angaben stammen aus Hauser 1961). Andere Autoren führen bereits konkrete Werte an, die jedoch nur mit Vorsicht zu genießen sind: So setzten Auvard und Hofmeier (1913) das 45.Lebensjahr für das mittlere Menopausenalter fest, Davis (1955) das 46.Lebensjahr, Pozzi (1897), Schroeder (1926), Shaw (1941) und Stoeckel (1952) das 47. Lebensjahr und Runge (1902), Jaschke (1933) und Figarella (1948) das 48.Lebensjahr (alle Angaben nach Hauser 1962). Nach Hauser (1961) trat die Menopause zu Beginn der 60er Jahre in der Schweiz zwischen 50.4 und 51.4 Jahren ein. Generell scheint das Menopausenalter einem sogenannten säkularen Trend oder einer Akzeleration zu unterliegen wie auch das Menarchealter und die Körperhöhe. Der Begriff säkulare Akzeleration oder besser „säkulare Veränderungen“ bedeutet nichts anderes als eine Beschleunigung der ontogenetischen Entwicklungsabläufe. Eine Beschleunigung von Wachstumsprozessen bedeutet aber auch eine Vorverlegung des Eintritts der Geschlechtsreife, im weibliche Fall der Menarche. So trat vor 1850 in europäischen Ländern die Menarche durchschnittlich mit 16.6 Jahren ein, so kann bis in die 90er Jahre dieses Jahrhunderts eine sukzessive Vorverlegung auf ein durchschnittliches Menarchealter von 12.5

Jahren beobachtet werden. Als Ursachen hierfür werden in erster Linie Verbesserungen der Hygieneverhältnisse und der Ernährungslage angesehen. Eben diese Verbesserungen führten jedoch auch zu einer Hinauszögerung des Endes der reproduktionsfähigen Phase, der Menopause. Trat in Europa die letzte spontane Menstruationsblutung vor 1850 mit etwa 45.5 Jahren ein, so ist heute mit einem Menopausenalter von durchschnittlich 50.1 Jahren zu rechnen. Dadurch verlängerte sich die durchschnittliche weibliche Reproduktionsspanne von 28.9 Jahren vor 1850 auf 37.2 Jahre in den neunziger Jahren dieses Jahrhunderts.

Untersuchungsjahre	Menarche	Menopause
vor 1850	16.6	45.5
1850-1870	16.5	47.4
1871-1900	16.1	47.5
1901-1910	15.6	48.2
1911-1920	15.5	48.3
1921-1930	15.2	48.5
1931-1940	14.8	48.5
1941-1950	14.2	48.9
1951-1995	12.5	50.1

Tabelle 4: Veränderungen des Menarche und Menopausenalters seit 1850

Das Menopausenalter im Populationsvergleich

Vergleichende Untersuchungen zum Menopausenalter sind bis heute selten und methodisch meist unbefriedigend. Frere (1971) beschrieb statistisch signifikante Unterschiede des Menopausenalters zwischen schwarzen (x=50.7) und weißen (x=51.44) Südafrikanerinnen. MacMahon und Worcester (1966) untersuchten den Zeitpunkt der Menopause bei schwarzen (x=49.21) und weißen (x=50.02) Amerikanerinnen, wobei sie keinen statistisch signifikanten Unterschied zwischen den beiden untersuchten Gruppen beobachten konnten. In beiden Untersuchungen wurde wohl die Hautfarbe der Frauen nicht aber die unterschiedlichen sozialen und sozioökonomischen Situationen der Frauen, die sich zum Zeitpunkt der Untersuchungen für die Frauen aufgrund ihrer Hautfarbe ergaben, berücksichtigt. Gray (1976) verglich das Menopausenalter von weißen Frauen aus Großbritannien, der Schweiz, Finnland, den USA und Südafrika, konnte jedoch ebenfalls keine statistisch signifikanten Unterschiede feststellen. Besonders bekannt ist die Studie Bundesstaat Hawaii untersucht wurde. Verglichen wurden 4 in Hawaii lebende Gruppen von Frauen, nämlich Chinesinnen (x=50.29), Japanerinnen (x=49.76), Polynesierinnen (x= 49.20) und weiße Amerikanerinnen (x=50.06). Die 4 untersuchten Gruppen unterschieden sich hinsichtlich des Menopausenalters jedoch nicht signifikant. Was eindeutig gegen einen Einfluß der Populationszugehörigkeit unabhängig von sozioökonomischen Parametern auf das Menopausenalter spricht. Über die angeführten Studien hinaus, sind Populationsvergleiche des Menopausenalters selten. Goodmann et al (1985) verglich das Menopausenalter der Agta Negritos (x=44.0) auf der philippinischen Insel Luzon mit dem der, von Nancy Howell (1979) untersuchten, !Dobe Buschleute (x=47.5) Botswanas. Meist wurde in Untersuchungen lediglich das Menopausenalter einer Gruppe dargestellt und mit den Ergebnissen aus nordamerikanischen oder europäischen Stichproben verglichen oder in Hinblick auf Unterschiede innerhalb der Gruppe, z.B. soziologische und ökologische Unterschiede, hin untersucht (Beall 1983, Bernis 1984, Koniarek und Zukowski 1988, Kono et al 1990). Interethnische Vergleichsuntersuchungen stellen ebenfalls eine Seltenheit dar. Todorov et al (1979) verglich das Menopausenalter von drei verschiedenen Ethnien Bulgariens. Dabei konnten statistisch signifikante Unterschiede zwischen Bulgaren (x=47.56), Türken (x=45.64) und Roma (x=45.47) feststellen. Auch hier scheint die unterschiedliche gesellschaftliche und ökonomische Situation der untersuchten Gruppen Ursache für die Unterschiede im mittleren Menopausenalter zu sein. Singh und Ahuja (1980) untersuchten das Menopausenalter von neun endogamen Ethnien im indischen Pandschab. Ihre Ergebnisse verglichen sie weiters mit anderen Untersuchungen aus Indien. Mahadevan et al (1982) ermittelten das Menopausenalter von 282 indischen Frauen aus Andhra Pradesh und versuchten die Ursachen für den extrem frühen Eintritt der Menopause (x = 38.6) zu finden. Ein weiterer bekannter interethnischer Vergleich des Zeitpunktes der Menopause stammt von Neri et al (1982). In dieser Studie wurde das Menopausenalter von fünf verschiedenen ethnischen Gruppen innerhalb

Israels verglichen. Dabei zeigten aus Nordafrika stammende Frauen das höchste (x=50.50), aus dem mediterranen Raum stammende Frauen (x=48.50) das niedrigste Menopausenalter. Westeuropäische Frauen (x=49.80) übertrafen hinsichtlich des Eintretens der Menopause die osteuropäischen Frauen (x=49.20), diese wieder zeigten ein höheres Menopausenalter als die in Israel geborenen Sabras (x=48.80).

Staat	Stadt	Land	Autor
Asien			
Japan	50.20	-	(Hoel et al.1983)
Japan	49.37	49.21	(Kono et al. 1990)
Indonesien (Java)	48.00	-	(Agoestina et al. 1984)
Indonesien (Java)	50.2	46.0	(Flint & Samil 1990)
Indonesien (Minangkabau)	48.7	47.1	(Flint & Samil 1990)
Malaysia	50.7	-	(Nasri Ismael 1994)
Thailand (Bangkok)	49.5	-	(Chompootweep et al. 1993)
Singapore	50.5	-	(McCarthy 1993)
Philippinen (Manila)	48.0	-	(Ramoso-Jalbuena 1994)
Philippinen (Agta-Negritos)		44.0	(Goodman et al. 1985)
China (Beijing)	49.0	-	(Ling et al. 1994)
Taiwan	52.0	-	(Boulet et al. 1994)
Indien (Pundjab)	-	44.68	(Singh et al. 1980)
Indien (Pundjab)	-	44.00	(Wyon et al. 1966)
Indien (Pundjab)	-	46.33	(Gosh & Kumari 1973)
Indien (Maharashtra)	-	45.84	(Rakshit 1960)
Indien (Assam)	-	48.44	(Gogoi 1972)
Indien (Orissa)	-	47.00	(Sharma Krishan 1978)
Ceylon	-	47.50	(Bongaarts et al. 1980)
Israel	49.5	-	(Hauser et al. 1963)
Israel	49.5	-	(Neri et al. 1982)
Arabische Emirate	47.3	-	(Rizk et al. 1998)
Türkei	47.8	-	(Neslishan Carda et al. 1998)
Afrika			
Südafrika (Zulu)	-	47.70	(Abrahamson et al.1960)

Südafrika (Weiße)	48.70	-	(Benjamin 1960)
Südafrika (Bantu)	48.90	49.50	(Walker et al. 1984)
Tansania	-	47.28	(Moore et al. 1991)
Nigeria (Yoruba)	-	48.40	(Okonofua et al. 1990)
Ghana	-	48.05	(Kwawukume et al. 1993)
Botswana (Dobe !Kung)	-	47.50	(Howell 1979)
Australien/Ozeanien			
NeuGuinea (Papua)	-	45.40	(Scragg et al. 1973)
Neuseeland	49.80	-	(Bruch et al. 1967)
Hawaii (Europäer)	-	50.06	(Goodman et al. 1978)
Hawaii (Japanerinnen)	-	49.76	(Goodman et al. 1978)
Hawaii (Chinesinnen)	-	50.29	(Goodman et al. 1978)
Hawaii (Polynesier)	-	49.20	(Goodman et al. 1978)
Yap (Mikronesien)	-	50.00	(Hunt & Newcomer 1984)
Nordamerika			
USA (Weiße)	49.50	-	(Treloar 1974)
USA (Weiße)	49.30	-	(WHO 1981)
USA (Weiße)	50.00	-	(Krailo & Pike 1983)
USA (Afroamerikanerinnen)	50.00	-	(WHO 1981)
USA (Mexikanerinnen)	45.30	-	(Kay et al. 1982)
USA(Angloamerik.)	48.10	-	(Kay et al 1982)
USA (Weiße)	-	46.80	(Evers et al. 1985)
USA (Indianer)	-	45.40	(Evers et al. 1985)
Süd- und Mittelamerika			
Mexiko (Maya)	-	44.3	(Martin et al. 1993)
Mexiko (Mexiko City)	46.5	-	(Garrido -Latorre et al. 1996)
„Südamerika“	-	47.00	(Nedstrand et al. 1995)
Europa			
Niederlande	51.40	-	(Jaszman et al. 1969)
Dänemark	49.97	-	(Villadsen et al 1985)
Schweden	50.40	-	(Bengtson et al. 1981)
Norwegen	49.00	-	(Holte et al. 1991)
England	47.50	-	(WHO 1981)

Schottland	50.10	-	(WHO 1981)
Belgien	49.62	-	(Brand et al. 1978)
Schweiz	49.80	-	(Hauser et al. 1961)
Deutschland	49.60	-	(WHO 1981)
Österreich	47.90	-	(Kirchengast 1992)
Spanien	47.51	48,86	(Bernis 1984)
Spanien (Kanarische Inseln)	-	48.60	(Henriquez et al. 1994)
Italien (Turin)	49.40	-	(Campagnoli et al. 1981)
Polen	49.54	-	(Koniarek et al. 1988)
Bulgarien	-	46.19	(Todorov et al. 1979)

Tabelle 5: Weltvariationsbreite des Menopausenalters

Ein Vergleich des Menopausenalters zwischen den einzelnen Kontinenten ergab nur geringe Unterschiede zwischen den einzelnen Kontinenten. Mit der Ausnahme von Ozeanien war die Menopause in ländlichen Regionen stets früher eingetreten als im urbanen Bereich. In Europa und Ozeanien war die Menopause am spätesten eingetreten in Süd- und Mittelamerika am frühesten. Nordamerika (inklusive Minderheiten), Asien und Afrika unterschieden sich kaum von einander. (siehe Tabelle 6)

Kontinent	Land	Stadt	Gesamt
Asien	46.4	49.6	48.1
Afrika	48.1	48.8	48.3
Australien/Ozeanien	49.8	49.1	49.2
Nordamerika	45.8	49.4	48.1
Süd-Mittelamerika	45.7	46.5	45.9
Europa	47.9	49.5	49.2

Tabelle 6: Das Menopausenalter in interkontinentalen Vergleich

Auch was den Vergleich des Eintritts der Menopause zwischen den einzelnen Populationen betrifft, konnten signifikante Unterschiede festgestellt werden. Das höchste Menopausenalter wiesen Polynesierinnen (x=49.60) auf, gefolgt von den Ostasiatinnen (x=48.57). Besonders früh trat die Menopause bei den Indianerinnen (x=44.70), den Negrito Frauen (x=44.00) und den Melanesierinnen (x=45.40) ein. Bei allen untersuchten Populationen konnte ein deutlicher Stadt-Land Unterschied festgestellt werden. Bis auf die Polynesierinnen trat die Menopause im ländlichen Bereich stets erheblich früher ein als im städtischen Bereich. Auch hier scheinen die unterschiedlichen Lebensbedingungen einen bedeutenden Einfluß auf den Zeitpunkt der Menopause zu haben

Ein Populationsvergleich des Menopausenalters innerhalb der Kontinente ergab, daß sich die drei untersuchten afrikanischen Populationen - Schwarzafrikanerinnen, Khoisan Frauen und Frauen europäischer Abstammung - in keiner der drei Menopausenalterkategorien statistisch signifikant unterschieden. Dennoch zeigten sich deutliche Unterschiede: die Khoisan Frauen wiesen das niedrigste, die Schwarzafrikanerinnen im städtischen Bereich das höchste Menopausenalter auf. Unter Einbeziehung der Werte von Frere ist das Menopausenalter weißer Südafrikanerinnen am höchsten. Die drei untersuchten Populationen Asiens, den Negritos, die Ostasiaten und den Südwestasiaten (Inderinnen Pakistani), unterschieden sich hinsichtlich des Gesamtmenopausenalters als auch des Menopausenalters im ländlichen Bereich signifikant von einander. Auffallend ist in diesem Zusammenhang das extrem niedrige Menopausenalter der südwest-asiatischen Frauen (Inderinnen) Landbevölkerung (x=46.59), während die südwest- und südasiatische Stadtbevölkerung das höchste Menopausenalter (x=49.40) aufweist. Auch bei den Ostasiatinnen (Chinesinnen, Japanerinnen) trat die Menopause im ländlichen Bereich (x=48.01) deutlich früher ein als in der Stadt (x=48.87). Die deutlichsten Populationsunterschiede des Menopausenalters konnten in Nordamerika beobachtet werden. Die Amerikanerinnen afrikanischer Herkunft zeigten das höchste Menopausenalter (x=50.00), die autochtonen Amerikanerinnen das niedrigste (x=44.65). Besonders niedrig war das Menopausenalter der autochtonen Amerikanerinnen aus dem ländlichen Bereich (x=44.00). Keine statistisch signifikanten Unterschiede des Menopausenalters konnten bei den vier Populationen des australisch/ozeanischen Raumes beobachtet werden. Bei den Polynesierinnen trat die Menopause am spätesten ein, bei den Melanesierinnen am frühesten (x=45.40). Die Frauen ostasiatischer Herkunft (x=48.78) übertrafen die Frauen europäischer Herkunft (x=48.29).

Als Ursache für die Unterschiede des Menopausenalters zwischen den einzelnen Populationen und Kontinenten können in erster Linie sozioökonomische Faktoren angenommen werden, die dann biotische Faktoren beeinflussen. Dies spiegelt sich z.B. im Ernährungsstatus der Frauen wider, der den Anteil an subkutanem Fettgewebe beeinflußt. Das subkutane Fettgewebe, dessen Entwicklung vom Ernährungsstatus und somit in erster Linie von exogenen wie z.B. sozioökonomischen Parametern abhängig ist, hat als sekundäre Hormondrüse einen bedeutenden Einfluß auf den Zeitpunkt der Menopause (Kirchengast 1993b). Dies zeigt sich im extrem hohen Menopausenalter der Polynesierinnen, die über eine populationsspezifische Korpulenz verfügen, im hohen Menopausenalter von Frauen aus Industrienationen, in denen drastische Unterernährung nicht so häufig vorkommt und dem extrem niedrigen Menopausenalter von Populationen wie z.B. den Khoisan, Papuas aber auch Inderinnen aus ländlichen Regionen die über besonders wenig peripheres Fettgewebe verfügen. Die Ursache hierfür sind sowohl ökologische wie auch sozioökonomische Faktoren. In Abhängigkeit von Ernährungsunterschieden und anderen Unterschieden in den Lebensgewohnheiten variieren nicht nur der Ernährungsstatus sondern auch die Sexualhormonkonzentrationen. Darüber hinaus wurden genetische Unterschiede in den Hormonrezeptoraktivitäten beschrieben (Van der Walt et al 1977, 1978, Pegoraro et al 1981, Purifoy et al 1981, Nomura et al 1984, Worthman und Konner 1987, Shimizu et a 1990, Christiansen 1991a,b), die, neben Unterschieden in der Lebensweise auch für das vergleichsweise hohe Menopausenalter der Ostasiatinnen (Chinesinnen, Japanerinnen) im Vergleich mit den Europäerinnen verantwortlich sein dürften. Als Ursachen für das Variieren des Menopausenalters sind folglich sowohl exogene, vor allem sozioökonomische Faktoren von Bedeutung, die wiederum z.B.im Falle von schlechtem Ernährungsstandard, die biotischen Faktoren beeinflussen als auch endogene Faktoren, wie genetische Dispositionen verantwortlich.

Einflussfaktoren des Menopausenalters

Was bedingt nun den Zeitpunkt der Menopause? In zahlreichen Untersuchungen wurde eine große Anzahl möglicher Faktoren ermittelt, die den

Zeitpunkt der Menopause beeinflussen. Durch die methodischen Schwierigkeiten und die Vielzahl der einflußnehmenden Faktoren, existiert bis heute keine einheitliche Theorie über die Frage, warum die Menopause zu einem bestimmten Zeitpunkt eintritt. Obwohl die physiologischen Vorgänge, die, die Menopause einleiten, nämlich die Veränderungen der Sexualhormonsekretion, bekannt sind, ist bis heute nicht eindeutig geklärt was diese physiologischen Vorgänge zu einem bestimmten Zeitpunkt wirklich auslöst (McKinlay et al 1972, Gray 1976, Flint 1976).

Psychosoziale und Sozioökonomische Faktoren

Der Einfluß psychosozialer Streßsituationen sowie sozioökonomischer Parameter auf den Zeitpunkt der Menopause und vor allem auf den Verlauf des Klimakteriums wurde bereits im Jahr 1816 vom französischen Arzt Gardenne postuliert (Wilbush 1988). Dieser führte das häufige Auftreten klimakterischer Beschwerden sowie den Zeitpunkt der Menopause auf die großen kulturellen und sozialen Umwälzungen des 18.Jahrhunderts, im speziellen auf die französische Revolution, zurück. Auch in neueren Untersuchungen wurde der Einfluß sozioökonomischer Parameter auf den Zeitpunkt der Menopause geprüft (u.a. MacMahon und Worcester 1966, Jazsman et al 1969). Generell läßt sich feststellen, daß sozial besser gestellte Frauen die Menopause später erreichen als sozial schlechter gestellte. Meist wird der allgemein bessere Gesundheitszustand von Frauen, die in besseren sozioökonomischen Verhältnissen leben als Grund für den späteren Eintritt der Menopause angeführt (Saure 1985). Was den Familienstand der Frauen betrifft, so zeigte eine Schweizer Studie, daß die Menopause bei verheirateten Frauen x=49.5) geringfügig später eintritt als bei ledigen Frauen (x=48.9) (Hauser et al 1961). Hier ist allerdings zu bedenken, daß Ehelosigkeit in den 50er und frühen 60er Jahren einen weitaus größeren Stressfaktor darstellte als heute. In einer aktuelleren österreichischen Untersuchung zu dieser Fragestellung konnten wohl keine statistisch signifikanten Unterschiede des Menopausenalters in Abhängigkeit von Familienstand nachgewiesen werden, es zeigte sich jedoch, daß die Menopause bei verheirateten Frauen am spätesten (x=48.5), bei verwitweten Frauen am frühesten (x=47.5) eintrat. Bei ledigen Frauen trat die Menopause durchschnittlich mit 48.4 Jahren ein, bei geschiedenen mit 47.7 Jahren (Kirchengast 1992a). Die gleiche Untersuchung ergab einen deutlichen Zusammenhang zwischen

Menopausenalter und Ausbildung, sowie Menopausenalter und ausgeübtem Beruf. Frauen, die lediglich einen Pflichtschulabschluß aufwiesen, erreichten die Menopause am frühesten, nämlich mit 46.9 Jahren, im Gegensatz dazu trat die Menopause bei Frauen mit einem Hochschulabschluß am spätesten ein (x=48.7). Frauen, die eine Berufsausbildung abgeschlossen hatten, erreichten die Menopause mit durchschnittlich 48.1 Jahren, bei Frauen mit Matura trat die Menopause mit 48.3 Jahren ein (Kirchengast 1992a). Was den Berufsstand betrifft, so zeigte sich, daß ungelernte Arbeiterinnen (x=47.0) und Facharbeiterinnen (x=47.3) besonders früh die Menopause erreichten, während bei Selbstständigen (x=51.3), Frühpensionistinnen (x=49.7) und Angestellten (x=49.5) die Menopause eher spät eintrat. Hausfrauen erreichten die Menopause mit 48.0 Jahren (Kirchengast 1992a). Ausbildung ist auch ein guter Indikator für sozialen Rang und soziale Schichtzugehörigkeit. Je besser die Ausbildung, desto besser die ökonomischen Verhältnisse und desto besser die Gesundheitsvorsorge, der Ernährungsstatus ect. All dies scheint dazu zu führen, daß die Menopause bei besser ausgebildeten Frauen später eintritt. Der Einfluß der Ausbildung auf den Zeitpunkt der Menopause gilt als ziemlich gesichert, während ein direkter Zusammenhang mit dem Familienstand umstritten ist (Brambilla und McKinlay 1989). Eine spanische Untersuchung konnte ebenfalls einen signifikanten Einfluß des sozioökonomischen Status auf das Menopausenalter bestätigen: Von 394 untersuchten Frauen auf den Kanarischen Inseln wiesen Frauen mit einem hohen sozioökonomischen Status das höchste Menopausenalter (x=50.7) auf. Das mittlere Menopausenalter von Frauen mit einem mittleren und einem niedrigeren sozioökonomischen Status war deutlich niedriger, 48.6 bzw. 48.4 Jahre (Henriquez et al. 1994).

Reproduktionsgeschichte und Menopausenalter

In älteren Publikationen findet sich häufig die Theorie, daß ein signifikanter Zusammenhang zwischen Menarche- und Menopausenalter bestünde. Es wurde als allgemein gültig angenommen, daß eine Frühmenarche eine Spätmenopause bedingt. Mit sinkendem Menarchealter sollte das Menopausenalter ansteigen und auf diese Weise sollte sich die Geschlechtsreifezeit verlängern (Goecke 1959, Hauser et al 1961). In zahlreichen neueren Untersuchungen konnte jedoch kein signifikanter Zusammenhang zwischen Menarche und Menopause festgestellt werden (MacMahon und Worcester 1966,

Soberon et al 1966, Jaszman et al 1969, McKinlay et al 1972, Wolanski 1972, Treolar 1974). Eine positive Korrelation zwischen Menarchealter und Menopausenalter konnte in den Studien von Bernis (1984) und Kirchengast (1993b) beobachtet werden: eine frühe Menarche steht mit einer frühen Menopause und eine späte Menarche steht mit einer späten Menopause in Zusammenhang.

Der Einfluß der Anzahl der Geburten und Schwangerschaften auf den Zeitpunkt der Menopause ist bisher ebenfalls nicht eindeutig geklärt. Nach Fiebag (1911) sollen rasch aufeinander folgende Geburten durch den allgemeinen Kräfteverbrauch die Menopause vorverlegen. Im Allgemeinen scheint die Anzahl der Geburten keine Herabsetzung des Menopausenalters zu bedingen, im Gegenteil, bei kinderlosen Frauen konnte man eine besonders früh eintretende Menopause beobachten. Diese Ergebnisse sind insofern mit Vorsicht zu behandeln, da oft die Ursache für die Kinderlosigkeit nicht abgeklärt ist und in dieser Weise ein Zusammenhang zwischen Kinderlosigkeit von früher Menopause verschiedenste Ursachen haben kann. Mit steigender Geburtenanzahl steigt auch das Menopausenalter an (Hauser et al 1961). Einen erstaunlichen Einfluß auf den Zeitpunkt der Menopause üben Zwillingsgeburten aus: Mütter von Zwillingen erlebten die Menopause durchschnittlich ein Jahr früher als Frauen die keine Mehrlingsgeburten erlebt hatten (Soberon et al. 1966). Obwohl der Einfluß der Fertilität auf den Zeitpunkt der Menopause in neuerer Zeit als gering bezeichnet wurde (Brambilla und McKinlay 1989), zeigten zahlreiche Studien (Barett 1933, Hawkinson 1938, Soberon et al 1966, McKinlay et al 1972, Jaszman et al 1976, Brandt und Lehert 1978, Ernster und Petrakis 1981, Berg und Hammar 1985, Jeune 1986) einen deutlichen Zusammenhang zwischen Menopausenalter und Anzahl und Zeitpunkt der Geburten und Schwangerschaften. Eine positive, jedoch nicht signifikante Korrelation zwischen der Anzahl der Schwangerschaften, der Geburten sowie dem Alter bei den einzelnen Schwangerschaften und dem Zeitpunkt der Menopause konnte auch für eine österreichische Stichprobe nachgewiesen werden (Kirchengast 1992b).

Stadt-Land Unterschiede des Menopausenalters

Stadt-Land-Unterschiede hinsichtlich des Zeitpunktes der Menopause konnten nur in geringem Ausmaß festgestellt werden. Eine Studie über

Unterschiede des Menopausenalters zwischen schwarzen Südafrikanerinnen aus dem ländlichen und dem städtischen Bereich ergab, daß bei den 1850 Probandinnen aus ländlichen Wohngebieten die Menopause mit 49.5 Jahren deutlich später eintrat als bei den 1255 Frauen aus städtischen Wohngebieten (x=48.9). Ursache für diesen Unterschiede dürften die generell schlechteren Lebensbedingungen der schwarzen Südafrikanerinnen in städtischen Siedlungsgebieten sein (Walker et al. 1984). Bernis (1984) konnte ebenfalls einen deutlichen Stadt-Land-Unterschied hinsichtlich des Zeitpunktes der Menopause feststellen. In ihrer Studie wurde das Menopausenalter von 221 Frauen aus Madrid mit dem von 100 Frauen aus dem ländlichen Bereich, im speziellen aus der Gegend von Leon, verglichen. Es zeigte sich, daß die Menopause bei den Städterinnen (x= 48.86) deutlich später eintrat als bei den Frauen aus ländlichen Siedlungsgebieten (x= 47.51). Auch die Seehöhe des Wohnortes scheint mit dem Zeitpunkt der Menopause in Verbindung zu stehen. Die Studien von Flint (1974, 1976) und Beall (1983) in Indien bzw. Nepal lassen den Schluß zu, daß das Menopausenalter in negativer Korrelation zur Seehöhe des Wohnortes der Frau steht, d.h. je höher der Wohnort liegt, desto früher tritt die Menopause ein. Auch hier ist zu bedenken, daß mit steigender Seehöhe auch die Lebensbedingungen für die Frauen härter werden. Ebenso wie bei Stadt-Land Unterschieden ist ein kausaler Zusammenhang nur mit Vorsicht zu interpretieren. Die Menopause tritt nicht früher nur weil man in höheren Lagen oder auf dem Land lebt, sie tritt aber früher ein, weil in den genannten Regionen die Lebensbedingungen härter sind als in niedrigeren Lagen und in der Stadt.

Der Einfluß von Körperbau und Ernährungsstatus

Ein wichtiger Kausalfaktor in bezug auf den Zeitpunkt der Menopause ist die Ernährung. Unterernährung kann nicht nur die Menarche hinauszögern bzw. eine sekundäre Amenorrhoe verursachen (Frisch und McArthur 1974, Frisch 1976, 1985, Frisch et al 1980, Garn und LaVelle 1983), sie kann auch den Eintritt der Menopause beschleunigen (MacMahon und Worcester 1966, Gray 1976, Beall 1987). Scragg et al (1973) ermittelte einen signifikanten Unterschiede des Menopausenalters zwischen gut und schlecht ernährten Frauen aus Papua NeuGuinea. Bei den schlecht ernährten Frauen trat die Menopause durchschnittlich mit 43.6 Jahren, bei den gut ernährten durchschnittlich mit 47.3 Jahren ein (Scragg et al 1973). Nicht nur die Nahrungsmenge, sondern auch die Qualität der Nahrung sind für den Zeitpunkt der Menopause von Bedeutung. Armstrong et al (1981) verglich das Menopausenalter von Siebentags-Adventistinnen, die sich ausschließlich vegetarisch ernährten, mit dem einer sich omnivor ernährenden Kontrollgruppe. Dabei zeigte sich, daß bei den Vegetarierinnen die Menopause signifikant früher eintrat, nämlich mit durchschnittlich 44.7 Jahren, als bei den Nichtvegetarierinnen, deren durchschnittliches Menopausenalter 47.9 Jahre betrug (Armstrong et al 1981). In engem Zusammenhang mit dem Ernährungsstatus steht der Körperbau, im besonderen das Körpergewicht und der Anteil an subkutanem Fettgewebe. Vor allem das Körpergewicht übt eine starken Einfluß auf die Länge der Geschlechtsreifezeit aus (Hauser et al 1961). In den frühen siebziger Jahren wurde die Bedeutung des Ernährungsstatus, quantifiziert mit Hilfe des Body mass index bzw. des Anteils an Körperfett für das Einsetzen, sowie für den regelmäßigen Ablauf erfolgreicher, sprich ovulatorischer Menstruationszyklen erkannt. Diese Hypothese, die einen bestimmten Mindestprozentsatz an Fettgewebe (24%) für das Eintreten der Menarche und einen Mindestprozentsatz an Fettgewebe (22%) für die Aufrechterhaltung regelmäßiger Menstruationszyklen für notwendig erachtete, ging als Frisch-Hypothese - benannt nach der Erstbeschreiberin Rose Frisch - bzw. als Hypothese von der kritischen Körpermasse in die Wissenschaftsgeschichte ein (Frisch 1976, 1985). Obwohl die Frisch-Hypothese zahlreichen Angriffen ausgesetzt war, die vor allem statistische Fehler anführten, konnte die Kernaussage, d.h. der Zusammenhang zwischen Körperfett bzw. Ernährungsstatus und hormonell induzierten Ereignissen im Leben der Frau in zahlreichen Untersuchungen bestätigt werden. Während Untergewicht bzw. ein zu geringer Anteil an subkutanem Fettgewebe eine späte Menarche und eine frühe Menopause, also eine verkürzte Geschlechtsreifezeit zur Folge hat, führt leichtes Übergewicht zu einer frühen Menarche und späten Menopause, verlängert also die Geschlechtsreifezeit. Sherman et al (1981) konnten einen statistischen Zusammenhang zwischen Körpergewicht und Körperhöhe und Menopausenalter feststellen. Trat die Menopause vor dem 50. Lebensjahr ein, so konnte eine positive Korrelation zwischen Menopausenalter und Körperhöhe beobachtet werden. Trat die Menopause nach dem 50. Lebensjahr ein, so wurde eine negative Korrelation zwischen Menopausenalter und Körperhöhe beobachtet. Für dieses Phänomen hatten die Autoren, die Fehlerquellen während der Datenerhebung ausschlossen, keine zufriedenstellende Erklärung. Was den Zusammenhang von Körpergewicht und Menopausenalter betrifft, so ergab die Studie von Sherman et al, daß bei einer Menopause vor dem 50.Lebensjahr wieder eine Korrelation zwischen Körpergewicht und Menopausenalter beobachtet werden konnte. Trat die Menopause nach dem 50.Lebensjahr, ein so konnten keine statistisch signifikanten Zusammenhänge mehr beobachtet werden. Vereinfacht ausgedrückt ergab die Studie, daß Frauen mit einer frühen Menopause eher groß und sehr schlank waren (Sherman et al 1981). Kirchengast (1993b) untersuchte den Einfluß der Körperform auf den Zeitpunkt der Menopause mit Hilfe einer größeren Anzahl anthropometrischer Variablen. Dabei zeigte sich, daß vor allem der Anteil an subkutanem Fettgewebe für den Zeitpunkt der Menopause von Bedeutung ist. Entsprechend den Ergebnissen von Sherman et al (1981) trat auch in dieser österreichischen Stichprobe die Menopause bei großen schlanken Frauen deutlich früher ein als bei kleineren korpulenteren Frauen. Darüber hinaus konnte ein deutlicher Zusammenhang zwischen geschlechtsspezifischer Fettverteilung und Menopausenalter. Bei Frauen mit einem eher weiblichen Körperbau, d.h. mit einer eher gynoiden Form der Fettverteilung, trat die Menopause deutlich später ein als bei Frauen, die eher dem männlichen, androiden Typenspektrum zuzuordnen waren (Kirchengast 1993). Darüber hinaus konnten mit Hilfe der relativ neuen Methode der Körperzusammensetzungsmessung, der sogenannten Dual-Energy-X-Ray-Absorptiometrie signifikante Zusammenhänge zwischen Menopausenalter und Körperzusammensetzung während der Postmenopause, also nach dem Ende letzten spontanen Menstruationsblutung festgestellt werden. Es zeigte sich, daß Frauen, deren Menopause relativ spät eingetreten war (nach dem 50. Lebensjahr) signifikant schwerer waren und auch einen signifikant höheren Anteil an Fettgewebe sowie an Knochenmasse aufwiesen als Frauen, deren Menopause zwischen dem 46 und 50 Lebensjahr bzw. vor dem 46. Lebensjahr eingetreten war. Kein signifikanter Zusammenhang konnte zwischen dem Menopausenalter und der Muskelmasse postmenopausaler Frauen festgestellt werden (Kirchengast et al. 1999). Die Ursache für diesen Zusammenhang zwischen Fettgewebe und Menopausenalter dürfte die bedeutende Rolle des Fettgewebes bei der Sezernierung der weiblichen Sexualhormone, der Östrogene sein. Die Östrogene werden zwar in erster Linie von den Eierstöcken sezerniert, doch kommt es auch im peripheren Fettgewebe zur Aromatisierung von Androgenen, im besonderen von Androstendion zu Östron, einem besonders im Klimakterium wichtigen Östrogen (Nimrod und Ryan 1974, Longscope 1979,

Kirschner et al 1982, Evans et al 1983, Cleland et al 1984, Seidell et al 1989). Der Einfluß der subkutanen Fettverteilung auf die Sexualhormonkonzentrationen und damit auf hormonell gesteuerte Ereignisse ist bisher in zahlreichen Studien nachgewiesen worden (Portman et al 1981, Klinga et al 1982, Raschka 1991, Kirchengast 1993a, b, 1994).

Genetische Determination des Menopausenalters

Der Eintritt der Menopause gilt in besonderem Maß als genetisch determiniert. Dies gilt vor allem für die Fälle einer besonders frühen Menopause (Klimakterium präcox) und einer sehr späten Menopause (Klimakterium tarda) (Hauser et al 1961). Wenn keine schwerwiegenden exogenen Einflüsse auf den Zeitpunkt der Menopause einwirken, so entspricht das Menopausenalter dem der Mutter oder anderer naher weiblicher Verwandter (Nachtigal 1987). Für eine starke genetische Determination des Menopausenalters sprechen auch die Studien von Damon et al (1969) und Kirchengast (1993b)., die eine hohe Korrelation von Menopausenalter von Mutter und Tochter ergaben. Andererseits ist auch hier anzuführen, daß Mutter und Tochter wie auch weibliche Verwandte meist ähnliche Lebensumstände aufweisen. Die postulierte genetische Determination könnte so auf ähnliche sozioökonomische Parameter zurückzuführen sein.

Nikotinkonsum und Menopausenalter

Ein besonders wichtiger exogener Faktor, der den Zeitpunkt der Menopause beeinflußt, ist der Nikotinkonsum. Rauchen, vor allem starkes Rauchen führt zu einer signifikanten Vorverlegung der Menopause. Starke Raucherinnen erleben die Menopause bis zu 5 Jahre früher als ihre nicht rauchenden Verwandten (Nachtigal 1987).

Die Ursache für die Vorverlegung der Menopause bei Raucherinnen ist nicht restlos geklärt. Eine Theorie besagt, daß Raucherinnen meist auch schlanker sind als ihre nicht rauchenden Altersgenossinnen, das heißt sie sind leichter und weisen einen geringeren Anteil an subkutanem Fettgewebe auf. Da die Menopause bei Frauen mit einem geringen Anteil an peripherem Fettgewebe aufgrund der ungünstigeren hormonellen Situation sehr schlanker Frauen früher eintritt (Sherman et al 1981, Beall 1987, Kirchengast 1993b), ist die Menopause bei Raucherinnen folglich vorverlegt (Willet et al 1983). Eine andere physiologische Erklärung wäre, daß Nikotin verschiedene

Wirkungen auf das Zentralnervensystem hat, wo die Sekretion der, für den Eintritt der Menopause wesentlichen Hormone beeinflußt wird. Darüber hinaus kommt es durch den Nikotinkonsum zu einer Beeinflussung verschiedener Enzyme der Leber, was auf den Stoffwechsel der Steroidhormone einwirkt (Jick und Porter 1977). Eine Untersuchung von McKinlay et al (1985) an 7828 45-bis 50-jährigen weißen Frauen aus Massachusetts ergab, daß starke Raucherinnen 1.74 Jahre früher als Nichtraucherinnen die Menopause erreichten. Die genaue Anzahl der täglich gerauchten Zigaretten stand jedoch in keinem signifikanten Zusammenhang mit dem Zeitpunkt der Menopause (McKinaly et al 1985). Anderson et al (1982) untersuchten 5645 dänische Frauen im Alter von 44 bis 53 Jahren. Wieder zeigte sich ein statistisch signifikanter Zusammenhang zwischen Rauchverhalten und Menopausenalter. Um den postulierten Einfluß des Körpergewichts auf den unterschiedlichen Zeitpunkt der Menopause von Raucherinnen und Nichtraucherinnen auszuschalten, wurden nur Frauen mit gleichem Körpergewicht verglichen. Dabei zeigte sich, daß das Körpergewicht einen vernachlässigbaren Einfluß auf das Menopausenalter von Raucherinnen aufweist. Auch bei gleichem Körpergewicht trat die Menopause bei starken Raucherinnen (wobei starkes Rauchen mehr als 14 Zigaretten täglich bedeutete) stets signifikant früher ein als bei Nichtraucherinnen (Anderson et al 1982). Willet et al (1983) stellten in ihrer Studie an 5004 US Amerikanerinnen zunächst fest, daß Raucherinnen deutlich früher ihre Menopause erlebten als Nichtraucherinnen. Darüber hinaus konnte ein Absinken des Menopausenalters mit steigender Anzahl der täglich gerauchten Zigaretten dokumentiert werden. Das mittlere Menopausenalter von Nichtraucherinnen betrug 52.4 Jahre, das von schwachen Raucherinnen (1 bis 14 Zigaretten täglich) betrug 51.9 Jahre. Bei Frauen, die täglich 15 bis 24 Zigaretten rauchten trat die Menopause durchschnittlich mit 51.0 Jahren ein, bei Frauen, die 25 bis 34 Zigaretten pro Tag konsumierten, mit 50.7 Jahren. Extrem starke Raucherinnen, die mehr als 35 Zigaretten täglich rauchten erreichten die Menopause am frühesten, nämlich mit 50.4 Jahren (Willet et al 1983). Ebenfalls eine negative Korrelation zwischen der Anzahl der täglich gerauchten Zigaretten und dem Zeitpunkt der Menopause konnte von Bailey et al (1977) anhand einer Stichprobe von 733 amerikanischen Frauen im Alter von 44-53 Jahren nachweisen. Auch die Studie von Jick und Porter (1977) ergab, daß bei Raucherinnen die Menopause signifikant früher eintrat als bei Nichtraucherinnen. Dies gilt auch für die Studie an 1462 Göteborger Frauen von Lindquist und Bengtsson (1979).

Zerebrale Lateralisation und Menopausenalter

Die Ergebnisse verschiedener Studien sprechen für einen Einfluß intrauteriner Hormonexposition und zerebraler Lateralisation, wobei vor allem dem Testosteron besondere Bedeutung zukommen soll (Gerschwin & Galaburda 1985).Darüber hinaus wurde auch die Bedeutung von Östrogenen und Progesteron während der Schwangerschaft betont. Daraus leitete man einen möglichen Zusammenhang zwischen endokriner Situation und zerebraler Lateralisation ab. Da die Händigkeit zu den auffälligsten Indikatoren der zerebralen Lateralisation gehört wurde auch ein Zusammenhang zwischen Händigkeit und Menopausenalter postuliert. Die Ergebnisse einschlägiger Studien sind jedoch kontroversiell: So konnte einerseits anhand der Daten einer mexikanischen Stichprobe ein signifikant niedrigeres mittleres Menopausenalter von Linkshänderinnen im Vergleich mit Rechtshänderinnen festgestellt werden, 42.3 Jahre im Vergleich mit 47.3 Jahre (Leidy 1990). Andere Studien hingegen konnten keinerlei Zusammenhang zwischen Händigkeit und Menopausenalter dokumentieren (Pavia et al. 1994).

Evolution der Menopause

Ein Aspekt der Menopausenforschung ist für die physische Anthropologie von besonderem Interesse: Es geht dabei um die evolutionären Erklärungsmodelle dieses Phänomens sowie um die Bedeutung der Menopause im Sinne einer differentiellen Life-history-Forschung. Generell stützen sich die meisten Analysen evolutionärer Fragen auf fossile Reste früher Hominiden. Nun ist es sehr einsichtig, daß gerade ein physiologisches Phänomen wie die Menopause an Skelettmaterialien so gut wie nicht abzulesen ist, eine Ausnahme stellen lediglich osteoporotische Veränderungen dar, die jedoch nur mit äußerster Vorsicht in Zusammenhang mit Rückschlüssen auf die Menopause interpretiert werden dürfen. Neben der Analyse von fossilem Material stehen drei weitere Möglichkeiten zur Untersuchung zur Verfügung:

1) Untersuchungen an nichtmenschlichen Primaten
2) Theoretische Überlegungen
3) Vergleichsanalysen mit präindustriellen Populationen sogenannten „Naturvölker“

Lange Zeit wurde angenommen, daß die Menopause ein rein menschliches Phänomen darstellt und im gesamten Tierreich einmalig ist (Finn 1976). Es wurde die Ansicht vertreten, daß durch die schwierigen Lebensbedingungen in freier Wildbahn nur von wenigen Tieren ein höheres Alter erreicht wird und daher das Eintreten einer Menopause gar nicht beobachtet werden kann (u.a. Washburn 1981, Dolhinow 1984, Rusell 1987). Das steigende Interesse an Alterungsprozessen und an der Menopause im besonderen führte jedoch dazu, daß in zunehmendem Maße Untersuchungen an nichtmenschlichen Primaten, sowohl in Form von Laboruntersuchungen (Hodgen et al 1977, Graham 1979, Gould et al 1981), als auch in Freilandstudien (Waser 1978, Hrdy 1981, Nishida et al 1990, Packer et al. 1998) durchgeführt wurden. Diese erbrachten neue Erkenntnisse über verschiedenste klinische aber auch evolutionäre Aspekte des Klimakteriums. Die überwiegende Mehrzahl dieser Untersuchungen bezog sich auf Primaten. Die Ergebnisse dieser Studien führten dazu, daß die Menopause heute von vielen Autoren nicht mehr als rein menschliches Phänomen angesehen wird, sondern auch bei anderen Arten von Säugetieren angenommen wird. Diese Feststellung ist von besonderer Bedeutung bei der Betrachtung der evolutionären Ursachen der Menopause, da in diesem Fall die Beendigung der Reproduktionsfähigkeit als Teil unseres Primatenerbes aufgefaßt werden kann. Ausgewählte Studien zur Menopause nichtmenschlicher Primaten werden im folgenden Abschnitt kurz dargestellt:

Untersuchungen an nichtmenschlichen Primaten

Untersuchungen an Makaken

Hodgen et al (1977) gelang der Nachweis einer Menopause an 17 Rhesusaffen (Macaca mulatta). In ihren Untersuchungen konnten Hodgen et al. die Serumkonzentrationen der Hypophysen- und Eierstockhormone bestimmen, und auch die Merkmale der Menstruationsblutungen dokumentieren. Alle untersuchten Tiere stammten aus Wildfängen und befanden sich etwa seit ihrem ersten Lebensjahr in Gefangenschaft. Zum Zeitpunkt der Untersuchungen waren die Tiere etwa 22 Jahre alt, was ungefähr einem Alter von 75 Jahren von Frauen in industrialisierten Ländern entspricht. Alle Versuchstiere wurden 15 Monate hindurch beobachtet, wobei innerhalb einer dreimonatigen Periode täglich Blutproben zur Bestimmung der Hormonkonzentrationen abgenommen worden waren. Hodgen et al berichteten, daß sich während der 15-monatigen Beobachtungszeit bei 5 der 17 untersuchten Tiere keinerlei Anzeichen einer monatlichen Blutung zeigten. Bei 8 Tieren konnten 5 oder weniger in hohem Maße unregelmäßige Blutungen beobachtet werden. Hodgen et al interpretierten diese Ergebnisse als typische Merkmale der peri- bzw. postmenopausalen Lebensphase (Hodgen et al 1977). Die Ergebnisse von Hodgen et al (1977) bestätigten die Resultate von van Wagenen (1970): Dieser konnte bei 2 ebenfalls in Gefangenschaft lebenden weiblichen Rhesusaffen ein Ende der Menstruationsblutungen zwischen dem 27. und 28. Lebensjahr feststellen. Bei einem weiteren Tier konnten nach dessen 24. Lebensjahr lediglich 2 Menstruationsblutungen beobachtet werden. Van Wagenen (1970) schloß aus seinen Ergebnissen, daß das Klimakterium bei Rhesusaffen zwischen dem 25. und 30. Lebensjahr eintritt und mehr als 30 Jahre alte Tiere als postmenopausal angesehen werden können (Van Wagenen 1970, 1972). Graham et al. (1979) untersuchten die Alterungsprozesse von 17 weiblichen Langschwanzmakaken (Macaca nemestrina). Sie ordneten die Tiere drei verschiedenen Altersgruppen zu: 3 Tiere waren 4 Jahre alt, 9 Tiere waren 10 Jahre alt und 5 Tiere wiesen ein Alter von mehr als 20 Jahren auf. Die Untersuchungen der 17 Tiere umfaßte sowohl histologische Untersuchungen der Ovarien als auch Bestimmungen der Hormonparameter. Nahezu alle Hormonwerte befanden sich innerhalb der normalen Variationsbreite fertiler Langschwanzmakaken, es konnten auch keine signifikanten Unterschiede zwischen den einzelnen Altersgruppen festgestellt werden. Lediglich ein mehr als 20 Jahre altes Versuchstier zeigte alle physiologischen, hormonellen und morphologischen Merkmale der Postmenopause. Diese Beobachtung wurde von Graham et al. als Beweis des Auftretens einer "echten" Menopause innerhalb dieser Makakenspezies gewertet. Diese Interpretation ist jedoch mit Vorsicht zu genießen, da 4 der 5 Makaken der höchsten Altersgruppe (und das sind 80%), alle Merkmale regulärer Menstruationszyklen aufwiesen und es daher als sehr gewagt angesehen werden kann, wenn von einem einzelnen Individuum auf eine ganze Spezies geschlossen wird.

Untersuchungen an Schimpansen

Graham (1979) bezog auch 10 in Gefangenschaft lebende Schimpansen (Pan troglodytes) in seine Analyse ein. Die Versuchstiere wiesen ein Alter von 35 bis 48 Jahren auf. Obwohl bei allen Tieren ein Ansteigen der Zykluslänge und eine Verminderung der Konzeptionsrate mit zunehmendem Alter beobachtet werden konnte, ergab die Studie keinen eindeutigen Beweis für das Auftreten einer Menopause bei Schimpansen. Die meisten Tiere zyklierten regelmäßig bis zu ihrem Tod oder zeigten in ihrem letzten Lebensjahr mindestens eine spontane Blutung (Graham 1979). Gould et al. (1981) untersuchten die Alterungsprozesse zweier weiblicher Schimpansen (Pan troglodytes) und eines Zwergschimpansen (Bonobo) mit dem Ziel, ein Modell für die Evolution der menschlichen Menopause zu finden. Die beiden Schimpansen waren zum Zeitpunkt der Untersuchung 48 bzw. 50 Jahre alt, der Bonobo war mindestens 40 Jahre alt. Ähnlich wie bei der Studie von Graham et al (1979) zeigten die beiden Schimpansinnen trotz ihres hohen Alters mehr oder weniger regelmäßige Menstruationsblutungen, obwohl ebenfalls ein Ansteigen der Zykluslänge beobachtet werden konnte. Der weibliche Bonobo hingegen, zeigte keinerlei Anzeichen eines Menstruationszyklus, auch die Hormonwerte dieses Tieres entsprachen einem postmenopausalen Status.

Freilandstudien zur Menopause nichtmenschlicher Primaten

Alle im vorigen Abschnitt angeführten Studien bezogen ausschließlich Tiere, die den Großteil ihres Lebens in Gefangenschaft verbracht hatten, in die Analyse ein. Dies ist einerseits unumgänglich, da die Bestimmung der Hormonkonzentrationen und die histologischen Untersuchungen nicht anders durchgeführt werden können, andererseits ist es riskant aus den Ergebnissen derartiger Studien, die unter so künstlichen Bedingungen statthaben, allgemein gültige Schlüsse zu ziehen. Die Beobachtungen von Tieren in freier Wildbahn sind denkbar schwerer, jedoch häufig aussagekräftiger. In diesem Abschnitt sollen nun einige dieser Freilanduntersuchungen vorgestellt werden. Harley (1990) beobachtete in einer sich über 10 Jahre erstreckenden Longitudinalstudie an weiblichen Languren eine deutliche Verringerung der Fertilität mit zunehmendem Alter, konnte jedoch keine "richtige" Menopause, mit Beendigung der Menstruationszyklen, feststellen. Nishida et al (1990) hingegen konnte nach einer 25 Jahre dauernden Longitudinalstudie an freilebenden Schimpansen eine sogenannte postreproduktive Lebensphase sowie bei einigen Tieren eine richtige Menopause beobachten. Die Studie umfaßte 11 weibliche, mindestens 40 Jahre alte, Tiere. Nishida et al unterschieden drei verschiedene Merkmalskomplexe zur Bestimmung des Reproduktionsstatus: Fünf der elf Individuen wurden nach dem Tod ihres letzten Jungen nicht mehr trächtig, zwei Tiere wurden in der Zeit zwischen ihrem letzten Östruszyklus und ihrem Tod nicht mehr trächtig, fünf Tiere zeigten in den letzten Jahren vor ihrem Tod keine Brunftschwielen mehr. Das Fehlen von Brunftschwielen ist als Indikator für eine richtige Menopause zu werten, da angenommen werden kann, daß dieses Phänomen auf das Ende eines regelmäßigen Menstruationszyklus zurückzuführen ist. Bei sechs Tieren konnten Nishida et al das Auftreten von spontanen Menstruationsblutungen bis zum Tod dieser Tiere beobachten. Nishida verglich seine Untersuchung mit Studien an Schimpansen unter Laborbedingungen: während bei Schimpansen in Gefangenschaft niemals eine Menopause beobachtet werden konnte, war dies bei der Freilanduntersuchung durchaus der Fall. Nishida et al erklärte diese kontroversiellen Ergebnisse damit, daß die Menopause freilebender Schimpansen zumindest teilweise das Resultat von umweltbedingtem Streß wäre, der in Gefangenschaft nicht auftrete. Dies steht jedoch im Gegensatz zur Theorie anderer Autoren, die meinen, daß freilebende Tiere gar keine Menopause erleben, da ihre Lebensspanne dafür zu kurz wäre (Washburn 1981, Dolhinow 1984, Harley 1990).

Andere Untersuchungen freilebender Primaten ergaben ebenfalls durchaus unterschiedliche Ergebnisse: Altmann et al (1988) konnte keine Menopause oder längere postgenerative Phase im Leben von weiblichen Pavianen beobachten, Sturm und Western (1982) hingegen berichten von einer deutlichen Abnahme der Fertilität mit steigendem Alter weiblicher Paviane. Fedigan (1991) verglich die Länge des Intervalls zwischen letzter Geburt und dem Tod bei jungen und älteren weiblichen japanischen Makaken. Obwohl dieses Intervall bei den älteren Tieren länger war als das mittlere Intervall zwischen zwei Geburten, konnten keine signifikanten Unterschiede zwischen jüngeren und älteren Tieren beobachtet werden. Es konnte folglich keine längere postgenerative Phase bei japanischen Makaken beobachtet werden.

Alterungsprozesse nichtmenschlicher Primaten - Ein Modell für die Menopause bei Homo sapiens ?

Alle Studien, sowohl die Laboruntersuchungen als auch die Freilandstudien, deuten darauf hin, daß bei den nichtmenschlichen Primaten zwar eine Menopause auftreten kann, diese jedoch nicht so wie bei Menschen alle weiblichen Individuen einer bestimmten Altersgruppe betrifft. Auch ist der Zeitpunkt der Menopause bei nichtmenschlichen Primaten überaus variabel. Das Auftreten bzw. der Zeitpunkt der Menopause kann folglich bei den nichtmenschlichen Primaten nicht als speziestypisches Merkmal aufgefaßt werden. Die Menopause beim Menschen ist kein labiles oder fakultatives Merkmal, sondern sie tritt bei allen Frauen um das 50. Lebensjahr herum auf. Ihr Zeitpunkt ist weniger variabel als der, der Menarche und eine genetische Determination wird postuliert. Im Gegensatz dazu ist das Ende der Reproduktionsfähigkeit bei nichtmenschlichen Primaten äußerst variabel und mit dem Zeitpunkt des Todes korreliert. Beim Menschen ist mit der Menopause die Reproduktionsfähigkeit der Frau irreversibel beendet. Dies konnte bei nichtmenschlichen Primaten nicht in vergleichbarem Ausmaß beobachtet werden. Während beim Menschen die Menopause im zweiten Lebensdrittel auftritt, also ein Kennzeichen des mittleren Lebensalters ist, tritt die Menopause bei nichtmenschlichen Primaten erst knapp vor deren Tod auf und ist daher ein Kennzeichen extrem hohen Lebensalters (Pavelka und Fedigan 1991). Die angeführten Argumente sprechen dafür, daß die Menopause bei nichtmenschlichen Primaten nur bedingt als Modell für die menschliche Menopause betrachtet werden können.

Einige deutliche Unterschiede zwischen menschlicher Menopause und dem Ende der Reproduktionsfähigkeit nichtmenschlicher Primaten lassen sich anführen: Der Mensch erlebt die Menopause im zweiten Lebensdrittel also im mittleren Lebensalter. Bei allen nichtmenschlichen Primaten endete die Reproduktionsfähigkeit erst in extrem hohem Alter kurz vor deren Tod. Daher ist die Menopause nur bedingt als Resultat unseres Primatenerbes anzusprechen. Für die Evolution der Menopause bieten sich zwei verschiedene Erklärungsmodelle an: Einerseits wird die Menopause als selbstständige Anpassung diskutiert, andererseits gilt sie als Nebenprodukt anderer adapativer Merkmale.

Menopause und Evolution

Im Unterschied zu anderen sozialen Säugetieren, weist der Mensch nicht 3 große postnatale Lebensabschnitte auf, sondern fünf (Bogin und Smith 1996). Darüber hinaus tritt bei der Frau die Postmenopause hinzu. Die Existenz einer postreproduktiven Lebensphase, bis zu einem Drittel der Lebenszeit der Frau betragen kann ist einmalig im Tierreich und stellt daher eine Besonderheit der menschlichen Life history dar. Die Frage nach den evolutionären Ursachen der Menopause ist von besonderer Bedeutung. Warum sollte die natürliche Selektion das Ende der weiblichen Reproduktionsfähigkeit im mittleren Lebensalter fördern? Im gesamten Tierreich ist dies einmalig, Tiere behalten ihre Reproduktionsfähigkeit bis zu ihrem Tod. Langlebigkeit und Reproduktionserfolg sind sowohl theoretisch als auch empirisch nachweisbar korreliert (Guthrie 1969). Wie bereits im vorigen Abschnitt ausgeführt kann die Menopause nichtmenschlicher Primaten nur bedingt als Modell für die Menopause beim Menschen gelten. Für die Evolution der menschlichen Menopause gibt es zwei verschiedene Erklärungsmodelle: Einerseits wird die Menopause als selbstständige Anpassung angesehen, andererseits gilt die Menopause als Nebenprodukt anderer adaptiver Merkmale (Pavelka und Fedigan 1991). Das erste Erklärungsmodell impliziert sogar die Existenz eines eigenen "Menopausen-Gens". Beide Theorien versuchen zu erklären, warum beim weiblichen Homo sapiens der Vorrat an befruchtungsfähigen Eizellen etwa um das 50. Lebensjahr zu Ende geht, also zu einem Zeitpunkt, an dem erst etwa die Hälfte der maximalen Lebensspanne erreicht ist. Bevor die beiden Theorien im einzelnen vorgestellt werden, erscheint es ratsam zunächst zwei Begriffe zu erklären, die in diesem Zusammenhang nicht verwechselt werden sollten. Es handelt sich dabei um die Begriffe mittlere Lebenserwartung und maximale Lebensspanne. Die mittlere Lebenserwartung bei der Geburt beschreibt jene Zeitspanne, die ein Individuum einer Gruppe voraussichtlich bis zu seinem Tod verlebt. Die maximale Lebenspanne hingegen beschreibt jenen Zeitraum, nachdem alle Individuen einer Gruppe sicher tot sind (Hart und Turturro 1987). Zum besseren Verständnis sei ein Beispiel angeführt: die mittlere Lebenserwartung einer Frau aus einer westlichen Industrienation beträgt heute etwa 78 Jahre, die maximale Lebensspanne dieser Frau liegt jedoch zwischen 100 und 115 Jahren (Hayflick 1988). Während die mittlere Lebenserwartung im Laufe der Geschichte immer weiter angestiegen ist und zumindest in den westlichen Industrienationen ihr bisheriges Maximum erreicht hat, dürfte die maximale Lebensspanne im Lauf der Evolution von Homo sapiens konstant geblieben sein (Wolpoff et al 1984, Smith et al 1989). Die Unterscheidung der beiden Begriffe ist von großer Bedeutung, da die mittlere Lebenserwartung in hohem Maße von exogenen Faktoren, vor allem den Umweltbedingungen, beeinflußt wird, während die maximale Lebensspanne als genetisch determiniert angesehen werden kann und ein speziesspezifisches Charakteristikum darstellt. Dies ist im Zusammenhang mit der Evolution der Menopause bei Homo sapiens deshalb wichtig, da die moderne Medizin die mittlere Lebenserwartung zwar erhöhen konnte und dadurch mehr Frauen die Menopause überhaupt erleben, die maximale Lebensspanne jedoch nur durch Beeinflussung des Genotyps verändert werden kann (Cutler 1981). Alle Frauen, die ihre mittlere Lebenserwartung von 78 Jahren erleben, erreichen mit etwa 50 Jahren die Menopause und verbringen so etwa 28 Jahre oder 36% ihres Lebens in der postreproduktionsfähigen Phase. Wenn man nun bedenkt, daß die maximale Lebensspanne unserer Spezies 100 bis 115 beträgt, so kann das irreversible Ende der reproduktionsfähigen Phase der Frau zur Halbzeit der maximalen Lebens Charakteristikum der Spezies Homo sapiens aufgefaßt werden (Pavelka und Fedigan 1991). Durch die erheblich kürzere Lebenserwartung aller anderen Hominiden, als Homo sapiens z.B. Australopithcinen, Homo erectus, dürfte die Menopause vor der Evolution zu Homo sapiens kaum eine Rolle gespielt haben.

Nun zurück zu den oben erwähnten Theorien über die evolutionären Ursachen der Menopause bei Homo sapiens: All jene Erklärungen, die die Menopause als eigenes adaptives Merkmal ansehen, also eine direkte Selektion annehmen, beziehen sich auf das sogenannte elterliche Investment (Lancester und King 1985). Die Menopause ist Ausdruck des allgemein beobachtbaren Trends in der Evolution der Primaten, die Qualität der Nachkommen auf Kosten der Quantität der Nachkommen zu erhöhen. Diese Strategie wird als "K-Selektion" bezeichnet. Auf die menschliche Menopause angewendet besagt diese Theorie, daß Frauen zur Halbzeit ihrer maximalen Lebensspanne ihre eigene Reproduktion beenden und von da an nur noch in die bereits lebenden Nachkommen und auch deren Nachkommen investieren.

Die Grossmutter-Theorie:

Der wohl prominenteste Erklärungsansatz ist die sogenannte „Großmutter-Theorie": Postmenopausale Frauen erhöhen somit ihre eigene Fitness indem sie als Großmütter die Nachkommen ihrer Kinder betreuen. Die Selektion hätte daher jene Frauen bevorzugt, die ihre eigene Reproduktionsfähigkeit frühzeitig beendeten (Hamilton 1966; Alexander 1974, Gaulin 1980, Hrdy 1981, Mayer 1981, Lancester und King 1985, Hawkes et al 1989). Unterstützt wurde diese Theorie vor allem durch die Untersuchungsergebnisse von Mayer (1981). Dieser untersuchte den Reproduktionserfolg von Frauen zwischen 1675 und 1875. Dabei stellte sich heraus, daß der Reproduktionserfolg jener Frauen, die ihre Menopause erlebt hatten, größer war als der jener Frauen, die bereits vor Erreichen der Menopause verstorben waren (Mayer 1981). Mayers Ergebnisse wurden von Hames (1984) kritisiert, der anführte, daß der höhere Reproduktionserfolg jener Frauen, die ihre Menopause erlebt hatten nicht a priori in Abhängigkeit von der Menopause zu sehen wäre, sondern durch das generell höhere Lebensalter das diese Frauen erreicht hatten. In Frage gestellt wurde die Großmutter-Theorie von den Ergebnisse von Hill und Hurtado (1997), die bei den Ache im östlichen Paraguay keine Beweise für einen höheren Reproduktionserfolg von Frauen finden konnten, die die Menopause erreicht hatten. Packer et al. (1998) fanden in ihrer Analyse des Reproduktionserfolgs von Pavian- und Löwenweibchen keinen Bewies für die Großmutterhypothese: Postreproduktive Weibchen steigerten keineswegs die Fitness ihrer Enkel oder älteren Jungen. Eine direkte Analyse der Großmutterhypothese führten Hawkes, O´Connell und Jones (1989) bei den Hadza in Tansania durch. Ihre Untersuchung stellt ebenso wie die Studie von Hill und Hurtado (1997) bei den Ache in Paraguay ein gutes Beispiel für die Überprüfung die Evolution betreffender Fragestellungen durch Analysen bei sogenannten „Naturvölkern" dar. Die Hadza leben als traditionelle Jäger und Sammler und die weiblichen Gruppenmitglieder investieren viel Zeit in ihre Sammeltätigkeit. Dabei zeigte sich, daß jene Frauen, die ihre reproduktionsfähige Phase bereits beendet hatten, folglich postmenopausal waren, länger und ausdauernder sammeln konnten als junge Frauen, die sich auch noch um ihre Kinder kümmern mußten und die kleinsten Kinder auch noch auf den langen und energieaufwendigen Märschen mit sich tragen mußten. Auch beobachteten die Untersucher, daß die postmenopausalen Sammlerinnen im Gegensatz zu den jungen Frauen besonders häufig energiereiche Knollen, die nur unter besonderer Anstrengung auszugraben sind ins Lager zurückbrachten und diese mit den jungen Frauen teilten. In dieser Tatsache, daß postreproduktive Frauen ein surplus an energiereicher Nahrung sammeln und mit den jungen reproduktionsfähigen Frauen teilen konnten sahen die Autoren der genannten Studie einen direkten Beweis für die Gültigkeit der Großmutterhypothese. Neben dem „Food-sharing-Modell" gibt es noch andere Ansätze eine Erklärung der „Großmutterhypothese". Williams (1957) sieht im Ende der Reproduktionsfähigkeit der Frau ein aktiv selektiertes Merkmal, da dieses die Konkurrenz zwischen Eltern und Nachkommen reduzieren würde. Eine andere Erklärungsmöglichkeit bietet die Theorie von Peccei (1995): Die Autorin sieht den Vorteil der Menopause nicht für die übernächste Generation die Enkelgeneration sondern für die nächste Generation, für die Kinder der Frau die die Menopause erreicht. Ein frühzeitiges Beenden der eigenen Reproduktionstätigkeit erlaubte es den Frauen mehr in die bereits vorhandenen Kinder zu investieren und mit jedem Kind, das selbst das reproduktionsfähige Alter erreichte steigerte die Frau so ihren Reproduktionserfolg. Als Ursache für diese Strategie nahm die Autorin die Encephalisation an, d.h. die durch die höhere Gehirnentwicklung bedingte größere Hilflosigkeit der Neugeborenen (die höhere Gehirnentwicklung setzt ein enormes Schädelwachstum voraus, der Schädel kann so den Geburtskanal nur in einem noch unfertigen Stadium passieren). Dadurch verlängerte sich die Periode in der ein Kind hilflos und auf die Pflege und Hilfe der Mutter angewiesen war beträchtlich. Um alle Kinder möglichst optimal großzuziehen war es für die Mutter daher unumgänglich vorzeitig ihre Reproduktionsfähigkeit einzustellen und so auch dem letztgeborenen Kind zu ermöglichen, daß es selbst das reproduktionsfähige Alter erreichte.

Die Großmuttertheorie sowie „Muttertheorie" weisen zahlreiche Schwachpunkte auf und war daher auch Ziel scharfer Kritik. Es drängt sich die Frage auf, weshalb diese angeblich so erfolgreiche Strategie nicht auch von anderen Säugetieren, im besonderen von den nichtmenschlichen Primaten, angewendet worden war. Darüber hinaus ist zu bemerken, daß durch die niedere mittlere Lebenserwartung die Menopause nur von den wenigsten Individuen überhaupt erlebt wurde und es daher fraglich ist, wie Selektion überhaupt ansetzen konnte. So beschreiben Trinkhaus und Thompson (1987), daß kaum Neandertalerfossilien vorhanden sind, die auf ein Lebensalter von 40 Jahren und mehr hindeuten. Ähnliches gilt auch für Homo erectus, und Homo sapiens. Dies bedeutet, daß es im Laufe unserer Evolution nur wenigen Frauen überhaupt vergönnt war das Ende ihrer reproduktionsfähigen Phase überhaupt zu erleben und daraus Nutzen für ihren Reproduktionserfolg zu ziehen. Dennoch ist die evolutionäre Bedeutung der Menopause nicht zu unterschätzen und ihre Evolution ist im komplexen Zusammenhang mit Encephalisation, Verlängerung von Mutter-Kind-Bindung, Herausbildung familiärer Strukturen ect. zu sehen.

Das zweite eingangs erwähnte Erklärungsmodell sieht in der Menopause ein Nebenprodukt eines anderen adaptiven Merkmals. So wird die Menopause vor allem als Konsequenz der Verlängerung der maximalen Lebensspanne angesehen (Cutler 1975, Weiss 1981, Albin 1988, Hayflick 1988, Pfeiffer 1990). Eine der bekanntesten Theorien über den Ursprung der Menopause ist die sogenannte Pleiotropie-Theorie von Willams (1957), der sich allgemein mit den evolutionären Ursachen von Alterungsprozessen beschäftigte. Diese Theorie besagt, daß das Altern eines Systems als Nebenprodukt des hohen adaptiven Wertes dieses Systems in früheren Lebensphasen anzusehen ist. Auf die Menopause angewendet bedeutet dies, daß die Reproduktionsfähigkeit und die große Anzahl befruchtungsfähiger Eizellen in den frühen Lebensphasen als adaptives Merkmal angesehen werden kann, in den späteren Lebensphasen jedoch zu einer Degeneration dieses Systems führt. Darüber hinaus dürften die erheblichen Schwierigkeiten, die sich bei Schwangerschaften im höheren Lebensalter einstellen, nicht vergessen werden. Neben den erhöhten Mißbildungs- sowie Fehlgeburtenraten älterer Mütter, womit Frauen über 35 Jahre gemeint sind, beeinträchtigen vor allem die Gefahren für die Mutter selbst den Reproduktionserfolg (Armstrong 1990, Martin und Seefeldt 1991).

Die Untersuchungen von Graham (1979) ergaben, daß Schimpansen, die nächsten lebenden Verwandten des Menschen, bis zu ihrem erwähnt auch in diesem Lebensalter ein. Es ist daher möglich anzunehmen, daß das Vorhandensein befruchtungsfähiger Eizellen bis etwa zum 50.Lebensjahr charakteristisch für die gemeinsamen Vorfahren von Homo sapiens und Schimpansen ist. Durch die unterschiedliche Entwicklung der maximalen Lebensspanne von Mensch und Schimpansen, tritt das Ende der reproduktionsfähigen Phase beim Schimpansen erst kurz vor dessen Tod, beim Menschen jedoch viel früher ein. Welchem der beiden vorgestellten Erklärungsmodelle für die Evolution der Menopause der Vorzug zu geben ist, kann an dieser Stelle nicht entschieden werden.

Biotische Veränderungen im Klimakterium

Physiologie der weiblichen Reproduktion

Die maximale Anzahl von Eizellen, etwa 5 Millionen, ist im fötalen Ovar bereits in der 24.Schwangerschaftswoche angelegt. Bereits vor der Geburt kommt der Vorgang der Eizellenproduktion, die Oogenese schon zum Stillstand, im Gegenteil bis zum Zeitpunkt der Geburt hat sich die Anzahl der Eizellen auf etwa 2 Millionen reduziert. Bis zum Eintritt der Pubertät überleben dann nur etwa 400 000 Eizellen, von denen während der fertilen Phase im Leben der Frau, zwischen Menarche und Menopause nur 450 zur Ovulation kommen.

Nach der Geburt werden keine weiteren Eizellen mehr gebildet. Dies steht in krassem Gegensatz zum männlichen Geschlecht, wo bis ins hohe Alter immer neue Samenzellen gebildet werden. (Ganong 1979, Martin 1989). Die fertile Phase erstreckt sich heute über einen Zeitraum von 30 bis 40 Jahren und beginnt mit der Menarche, der ersten spontanen Menstruationsblutung. Diese tritt heute in den meisten Fällen zwischen dem 10. und 14. Lebensjahr ein, ist von zahlreichen endogenen und exogenen Faktoren abhängig und zeigt eine deutliche geographische Variation (Danker-Hopfe 1986). Das Ende der fertilen Phase stellt, wie bereits erwähnt, die Menopause dar. Der Zeitraum zwischen Menarche und Menopause ist durch zyklische Schwankungen der Sexualhormonkonzentrationen gekennzeichnet, was in der Folge zum Auftreten des sogenannten Menstruationszyklus führt. Der Menstruationszyklus, der im Durchschnitt 28 Tage dauert wird in zwei Abschnitte unterteilt: Die Follikelphase beginnt mit dem ersten Tag der Menstruationsblutung und endet etwa am 14.Zyklustag mit Follikels im Idealfall mit der Ovulation. Die zweite Zyklushälfte wird als Luteal- oder Gelbkörperphase bezeichnet. Zykluslänge sowie Blutungsdauer variieren individuell. Eine Zykluslänge von weniger als 25 Tagen wird als Polymenorrhoe, eine Zykluslänge von mehr als 40 Tagen als m bezeichnet. Der durchschnittliche Blutverlust pro Blutung beträgt zwischen 50 und 150ml, extrem schwache Blutungen werden als Hypomenorrhoe extrem starke Blutungen als Hypermenorrhoe bezeichnet. Der gesamte Menstruationszyklus ist auf das komplexe Zusammenspiel der Hormone der Hypothalamus-Hypophysen-Gonaden-Achse zurückzuführen. Der Hypothalamus stimuliert durch die Ausschüttung von Gonadoliberin, das über das Pfortadernsystem zum Hypophysenvorderlappen gelangt, die Sezernierung der Gonadotropine Follikelstimulierenden Hormon (FSH) und Lutenisierendes Hormon LH aus der Hypophyse. Durch den steigenden Serumspiegel von FSH angeregt proliferieren die Follikelzellen und die Eizelle nimmt an Größe zu. Im Zusammenspiel mit dem Lutenisierenden Hormon (LH), stimuliert FSH die Östrogenproduktion des Follikels. Von Beginn der Follikelphase an steigt die Serumkonzentration von FSH und LH sowie von Östradiol an. Während die FSH-Werte aufgrund eines negativen Rückkoppelungsmechanismus durch die hohen Östrogenwerte wieder absinken, steigen die LH-Werte aufgrund eines positiven Rückkoppelungsmechanismus weiter an und lösen so die Ovulation aus. Durch die Ovulation, den sogenannten Eisprung, platzt der Follikel auf und es kommt zur Freigabe der reifen Eizelle in den Eileiter. Nach der Ovulation beginnt die Lutealphase, in der der Follikel zum Gelbkörper wird und in großen Mengen Progesteron sezerniert, die Sekretion von Östrogenen und Gonadotropinen hingegen wird drastisch reduziert. Weiters kommt es in der Lutealphase zu Veränderungen des Endometriums um die Einbettung der befruchteten Eizelle zu ermöglichen. Falls keine Befruchtung stattgefunden hat, bildet sich der Gelbkörper zurück, die Konzentration von Progesteron sinkt ab, es kommt zur Ausstoßung des Endometriums, zur Menstruation (Kuhlmann und Straub 1986, DeWitt 1989). Die niedrigen Östrogenkonzentrationen setzen erneut den negativen Rückkoppelungsmechanismus der Hypothalmus-Hypophysen-Gonaden-Achse in Gang und der nächste Menstruationszyklus beginnt. Während ihrer fertilen Phase erlebt die durchschnittliche Frau 450 bis 500 Eisprünge. Nicht jeder Menstruationszyklus ist durch eine Ovulation gekennzeichnet. Im Laufe des Lebens treten zahlreiche sogenannte anovulatorische Zyklen auf, deren größte Häufigkeit am Beginn der Geschlechtsreife etwa bis zum 18. Lebensjahr und am Ende der Geschlechtsreife etwa ab dem 40. Lebensjahr zu finden ist. Würde man die Blutungsdauer während der gesamten Geschlechtsreife zusammenzählen so beträgt die durchschnittliche Blutungsdauer im Leben einer gesunden Frau 1800 Tage oder fünf Jahre.

Hormonphysiologische Veränderungen

Das Ende der reproduktionsfähigen Phase der Frau ist durch zwei Hauptmerkmale gekennzeichnet: Einerseits treten keine regelmäßigen Menstruationszyklen mehr auf und andererseits findet keine Ovulation mehr statt, da der Eizellenvorrat unwiderruflich erschöpft ist (Pavelka und Fedigan 1991, Chang et al 1994).

Physiologisch ist die Perimenopause in erster Linie durch drastische hormonelle Veränderungen gekennzeichnet. Die Eierstöcke dienen nicht nur als Speicher für befruchtungsfähige Eizellen, sie stellen auch eine Hormondrüse dar. Wichtigste Aufgabe der Ovarien ist es daher, die ausreichende Versorgung des weiblichen Organismus mit den weiblichen Sexualhormonen, den Östrogenen zu gewährleisten. Auf das komplexe Zusammenspiel der einzelnen Sexualhormone und ihre Bedeutung für das Auftreten der Ovulation wurde bereits im vorigen Abschnitt ausführlich hingewiesen. Während der Perimenopause und nach der Menopause treten drastische Veränderungen der Sekretion der Sexualhormone auf. Zunächst kommt es während der Perimenopause zu einem deutlichen Anstieg sogenannter anovulatorischer Zyklen, d.h., daß zwar mehr oder weniger regelmäßige Menstruationsblutungen auftreten, es jedoch zu keiner Ovulation kommt (Metcalf 1979). Die Konzentrationen des Inhibins sinken langsam ab wodurch es reaktiv zu einem Anstieg des Follikelstimulierenden Hormons (FSH) kommt. Die Folge dieser veränderten Gonadotropinsekretion ist ein Sistieren der Ovulation und das Auftreten monophasischer Zyklen., die zu einem Progesteronmangel in der zweiten Zyklushälfte führen. Die zentrale hormonelle Veränderung der Perimenopause stellt die Reduzierung der Östrogensekretion der Ovarien aufgrund der fehlenden Granulosazellen dar. Nach der Menopause beträgt die Östrogenkonzentration etwa noch ein 1/5 der Konzentrationen in der fertilen Phase. Das wichtigste Östrogen, das Östradiol, sinkt gar auf 1/10 seines Wertes während der fertilen Phase ab (Sherman et al 1975, Reyes et al 1977). Anstelle des Östradiols gewinnt in der Perimenopause das während der fertilen Phase weniger bedeutsame Östron an Bedeutung und wird zum wichtigsten Östrogen für die peri- und postmenopausale Frau. Dies liegt daran, daß nur eine geringe Menge von Östron von den Ovarien sezerniert wird, größtenteils entsteht das Östron durch Aromatisierung aus dem in der Nebennierenrinde und im Ovar gebildeten Androgen Androstendion im peripheren Fettgewebe (Nimrod und Ryan 1974,

Longscope 1979, Longscope et al 1980). Das periphere Fettgewebe spielt daher für die Östrogenproduktion im Klimakterium einen bedeutende Rolle. Je mehr Fettgewebe vorhanden ist, um so mehr Östron wird mit Hilfe des Enzyms Aromatase aus dem Androgen Androstendion aromatisiert. In geringerem Ausmaß findet auch ein Aromatisierungsprozeß vom Androgen Testosteron zum Östrogen Östradiol statt. Bei korpulenteren Frauen kann nach der Menopause bis zu 4x soviel Östron gebildet werden wie bei Normalgewichtigen. Die Wirkung von Östron in den Zielzellen ist zwar geringer als die von Östradiol, doch kann Östron in den Zielzellen in Östradiol umgewandelt werden. Auf diese Weise kann die Östradiolkonzentration in den Zielzellen höher sein als im Serum, wenn genug Östron vorhanden ist (Saure 1985). Durch den ebenfalls im vorigen Abschnitt ausführlich beschriebenen negativen Feedback Mechanismus der Hypothalamus-Hypophysen-Gonadenachse steigen gleichzeitig die Serumkonzentrationen der Gonadotropine FSH und LH deutlich an. Bereits innerhalb des ersten Jahres nach der Menopause kann die FSH-Konzentration um mehr als das 10fache, die LH-Konzentration um mehr als das 3fache ansteigen. Im Laufe der Jahre nach der Menopause reduziert sich diese hohe Gonadotropinkonzentration wieder. Da während der Perimenopause keine Funktionsänderungen im Hypothalamus-Hypophysensystem auftreten, kann die gesteigerte Gonadotropinausschüttung als Anpassungsmechanismus an den latenten Östrogenmangel während der Perimenopause verstanden werden. Es kommt folglich während der Perimenopause zu einem Absinken der Östrogen- und einem Anstieg der Gonadotropinkonzentrationen (Geller und Scholler 1979, Metcalf und Livesey 1984, Lenton et al.) der Hormone untereinander auf. Durch den Mangel an Östrogenen kommt es zu einem relativen Überschuß an männlichen Sexualhormonen, an Androgenen (Kuhlmann uns Straub 1986). Dennoch kommt es während der Peri- und der Postmenopause auch zu einem Absinken der endogenen Androgenkonzentrationen. Die Konzentrationen von Androstendion, DHEA-S und in geringem Ausmaß auch Testosteron verringern sich nach der Menopause (Chang et al. 1994). Ähnliches gilt für das Wachstumshormon, dessen Sekretion in engem Zusammenhang mit den Sexualhormonkonzentrationen steht (Hartmann et al. 1993).

Als Folge der veränderten Sexualhormonkonzentrationen kann es häufig auch zu einer Beeinflussung der Schilddrüsenfunktion kommen (Dowling et al 1960, Hauser et al 1961, Pixberg und Pfannenstiel 1974, Glinoer et al

1977, Bottiglioni et al 1983). Häufig vergrößert sich die Schilddrüse und nimmt auch an Gewicht zu. Hyper- und Hypothyreosen halten einander die Waage. 43% aller Morbus Basedow Fälle betreffen klimakterische Frauen, während 36% aller Myxödemerkrankungen überhaupt erst im Klimakterium auftreten (Hussong 1938, Hauser et al 1961, Pixberg und Pfannenstiel 1974). Auch das Verhältnis der Länge von Follikel- und Lutealphase des Menstruationszyklus unterliegt altersbedingten Veränderungen. Mit steigendem Alter verkürzt sich die Follikelphase, während eine Verlängerung der Lutealphase eintritt (Larsson-Cohn 1985)

Veränderungen des Körperbaus

Neben der Untersuchung der evolutionären Ursachen der Menopause zählt die Erfassung somatischer Veränderungen während der Peri- und Postmenopause zu den Schwerpunkten der physischen Anthropologie. Mit der Perimenopause treten deutliche Veränderungen der Körperform auf, sowohl in Form von Steigerung des Körpergewichts als auch in Form von Proportionsverschiebungen. Auch die geschlechtstypische Körperform, repräsentiert durch die geschlechtstypische Art der Fettverteilung verändert sich. Die menopausale Frau erfährt gleichsam eine Vermännlichung. An diesen biotischen Vorgängen sind in erster Linie hormonelle Veränderungen beteiligt, Änderungen der Lebensweise, d.h. verringerte körperliche Aktivität in Kombination mit gesteigerter Energiezufuhr in Form von kalorienreichen Nahrungsmitteln scheinen generell eine geringere Rolle zu spielen (Kirchengast et al. 1996).

Vor und während des Klimakteriums sowie nach der Menopause kommt es mitunter zu markanten Veränderungen des Körperbaus (Knick 1974, Aloysio et al 1988, Dawson-Hughes und Harris 1992, Ley et al 1992). Auffallend ist zunächst die Verringerung der Körperhöhe mit steigendem Alter. Diese ist einerseits durch Einsturzbrüche der Wirbelkörper infolge von Osteoporose, andererseits durch eine Verringerung der Beinlänge bedingt. Ursache für die Abnahme der Beinlänge ist das Einsinken des Fußgewölbes sowie Veränderungen Oberschenkelhalswinkels. Die Einsturzbrüche der Wirbelkörper können zu einem ausgeprägten Rundrücken führen (Walter 1978). Da Osteoporose eine typische Erkrankung postmenopausaler Frauen ist, die durch die Verringerung der Östrogenkonzentration mitbedingt ist, verringert sich die Körperhöhe bei Frauen meist stärker als bei Männern. Bei Männern sinkt die Körperhöhe nur um etwa 1-2%, bei Frauen hingegen um mehr als 3% (Walter 1978).

Auch das Körpergewicht und der aus Körpergewicht und Körperhöhe errechnete Körpermassenindex verändern sich während des Klimakteriums in typischer Weise. Bereits mit Beginn des Klimakteriums kommt es zu einem deutlichen Anstieg des Körpergewichts und des Körpermassenindex (Aloysio et al 1988, Dawson-Hughes und Harris 1992, Ley et al 1992). Während Männer das höchste Körpergewicht zwischen dem 45. und 50. Lebensjahr aufweisen, tritt das höchste Körpergewicht bei Frauen zwischen dem 50. und 55. Lebensjahr auf, also in der ersten Zeit nach der Menopause auf (Greil und Rother 1988). Die Gewichtszunahme der klimakterischen Frau ist einerseits genetisch determiniert, andererseits durch Ernährungs- und Umweltfaktoren bedingt (Hauser et al 1961). Darüber hinaus sind die bereits erwähnten hormonellen Veränderungen von entscheidender Bedeutung. Auch die in den letzten Jahren stark propagierte Östrogensubstitutionstherapie führt in manchen Fällen zu einem Anstieg des Körpergewichts. In einzelnen Fällen kommt es während des Klimakteriums zur Ausbildung einer regelrechten Fettleibigkeit, deren Ursachen bis heute nicht eindeutig geklärt werden konnten. Der britische Mediziner Tilt (1857) erklärte den Anstieg des Körpergewichts bei der klimakterischen Frau folgendermaßen: Das während der fertilen Phase als Menstruationsblut abfließende Blut verwandelt sich nach der Menopause in Fett. "Fett sammelt sich in den Frauen nach den Wechseljahren, wie es sich in Tieren sammelt, denen die Eierstöcke entfernt worden sind. Entzieht man dem vegetativen Nervensystem den sexuellen Reiz, so geht es dazu über, das Blut, das anderenfalls zur Arterhaltung gedient hätte, in Fett und Gewicht umzuwandeln" (Tilt 1857). Gerade die Gewichtszunahme stellt eines der markantesten Probleme während der Peri- und Postmenopause dar. Es handelt sich dabei nicht nur um ein individuelles kosmetisches Problem der betroffenen Frauen, die nun dem kulturspezifischen Schönheitsideal, der schlanken, jugendlichen durchtrainierten Frau nicht mehr entsprechen, sondern stellt einen ernsthaften medizinischen Risikofaktor dar. Übergewicht beeinträchtigt nicht nur die Beweglichkeit und belastet den Stützapparat sondern beeinträchtigt Herz und Kreislaufsystem und erhöht das Risiko an Ateriosklerose bzw. an Brust- oder Darmkrebs zu erkranken. Eine genaue Analyse der Gewichtszunahme während dieses Lebensabschnitts ist unumgänglich.

Es dürfte sich bei der Gewichtszunahme der klimakterischen Frau um das Zusammenwirken verschiedener Faktoren handeln. So wird in diesem Lebensabschnitt meist die Kalorienzufuhr erhöht, während gleichzeitig körperliche Aktivitäten eingeschränkt werden. Auch werden psychische Spannungen, die in diesem Lebensabschnitt auftreten können, häufig mit übermäßiger Kalorienzufuhr bekämpft. Es treten jedoch während des Klimakteriums auch Veränderungen der Stoffwechselprozesse, eine Reduktion des Grundumsatzes sowie der Schilddrüsenunterfunktionen auf, was ebenfalls zu einer relativen Gewichtszunahme führt (Knick 1974). Auch die Verringerung der Wachstumshormonsekretion, das eine stark lipolytische Wirkung aufweist, kann mit dem perimenopausalen Gewichtsanstieg und der Erhöhung des Körperfettanteils in Zusammenhang gebracht werden (Kirchengast et al. 1995). Im Volksmund werden diese Veränderung oft als „Matronenspeck" bezeichnet. Im Mittel beträgt die Gewichtszunahme während der Perimenopause 5 bis 10 Kilogramm. Nach Angaben der Amerikanischen Lebensversicherungs-statisik (1980) (136 504 Fälle) treten bei mehr als 50% der peri- bzw. postmenopausalen Frauen Gewichtszunahmen von mehr als 5kg auf. In der Hälfte der Fälle betrug die Gewichtszunahme mehr als 8kg.

Mit dem allgemeinen Anstieg des Körpergewichts kommt es im Gegensatz zum Mann, dessen geschlechtstypische Fettverteilung während des gesamten Lebens konstant bleibt und sich nur quantitativ verändert, bei der Frau während der Perimenopause auch zu einer deutlichen Veränderung der Körperproportionen. Man kann zwei typische Arten der Fettverteilung in diesem Lebensabschnitt unterscheiden: Zunächst die sogenannte gynoide Fettverteilung bei der vor allem der Brust-, Hüft- und Oberschenkelbereich von zusätzlicher Fettanlagerung betroffen ist und schließlich die androide Fettverteilung, bei der die zusätzliche Fettanlagerung vor allem den Schultergürtel, die Oberarme und den Rücken betrifft. Die gynoide Fettverteilung ist die typische Form der geschlechtsspezifischen Fettverteilung der fertilen Frau. Der quantitativ höhere Anteil an subkutanem Fettgewebe befindet sich im Bereich des Unterkörpers, d.h. im Bereich der Oberschenkel, Hüften und der Glutealregion. Das Fettgewebe in dieser Körperregion hat in erster Linie Speicherfunktion und stellt ein Energiereservoir für Zeiten starken somatischen Stresses z.B. Schwangerschaft, Laktation aber auch Hungerperioden, die in unserer Geschichte sehr häufig waren, dar. Der Großteil unserer Evolution war durch periodische Nahrungsmittelknappheiten charakterisiert. Außer im tropischen Regenwald wechseln Perioden mit Nahrungsmittelüberschuß und Perioden mit Nahrungsmittelmangel einander ab. Um diese saisonalen Hungerperioden, die durch die permanente sexuelle Ansprechbarkeit der Frau nicht mehr in direktem Zusammenhang mit den Fruchtbarkeitszyklen der Frau standen, auch während Schwangerschaft und Laktation zu überstehen mußte sich ein Energiespeicher herausbilden, den selbst drastische Energiereduktion nicht beeinträchtigte. Selbst stärkste Reduktion der Kalorienzufuhr führt daher nur zu geringfügigen Verringerung des Unterkörperfettgewebes. Selbst bei extrem untergewichtigen Frauen, die an Anorexia nervosa leiden übertrifft der Anteil an Unterkörperfettgewebe quantitativ den Anteil an Oberkörperfettgewebe. In der Perimenopause kommt es zu einer Entwicklung von der gynoiden zur androiden Fettverteilung (Knick 1974, Alosyio et al 1988, Dawson-Hughes und Harris 1992, Ley et al 1992, Kirchengast et al. 1997, 1998). Dominiert bei prämenopausalen Frauen noch die gynoide Form der Fettverteilung, so ist die Perimenopause bereits durch eine Art Übergangsstadium, ein intermediäres Stadium der Fettverteilung gekennzeichnet. Dies bedeutet, daß einander Oberkörperfettgewebe und Unterkörperfettgewebe quantitativ entsprechen (Kirchengast et al 1997). Dieses Übergangsstadium entwickelt sich während der Postmenopause zu einer ausgeprägt androiden Form der Fettverteilung, bei der der Anteil an Oberkörperfettgewebe, besonders im Abdominalbereich, den Anteil an Unterkörperfettgewebe quantitativ übertrifft. Die androide Form der Fettverteilung ist folglich für Männer jeden Lebensalters, postmenopausale Frauen und übergewichtige fertile Frauen charakteristisch (Kirchengast et al. 1997). Die androide Fettverteilung ist jedoch im Gegensatz zur gynoiden Form mit einer ganzen Reihe von Risikofaktoren assoziiert. Dazu zählen, Bluthochdruck, Hyperlipidämie, Diabetes mellitus, kardiovaskuläre Erkrankungen, Ateriosklerose, Colon und Mammakarzinome. ect. Sie gilt daher als „maligne“ Form der Fettverteilung. Während der fertilen Phase hat bei der gesunden Frau die androide Fettverteilung ihre Ursache ausschließlich in einer Hyperalimentation. Im Gegensatz zur fertilen Phase jedoch, lassen sich die zusätzlichen Fettanlagerung im Abdominalbereich nach der Menopause mit Nahrungskarenz allein nicht mehr bekämpfen. Wurde noch bis in die jüngste Vergangenheit der Frau allein die Schuld an der Gewichtszunahme gegeben und mangelnde Bewegung sowie haltlose Nahrungsgewohnheiten allein für verantwortlich angesehen, so begann man in jüngerer Zeit den komplexen hormonellen Veränderungen die die Menopause bedingen mehr Bedeutung für die lebensabschnittsspezifische Gewichtsveränderung beizumessen. Die funktionelle Einheit des Fettgewebes ist die Adipozyte. In den Adipozyten werden die Triglizeride durch die Lipoprotein-Lipase zu Glyzerin und Fettsäuren hydrolysiert. Diese Lipoprotein-Lipaseaktivität unterliegt in den einzelnen Körperregionen einem ausgeprägten Einfluß der Steroidhormone. Während der fertilen Phase zeichnen sich die Adipozyten der Unterkörperregion (femoral-gluteal-Region) im Vergleich zu den Adipozyten der Oberkörperregion durch eine höhere Lipoprotein-Lipase-Aktivität aus (Rebuffe-Scrive et al. 1986). Im Gegensatz dazu, ist in den Adipozyten der Abdominalregion die durch Norepinephrin stimulierte Lipolyse stärker. Dies führt letztlich zur Ausbildung, der für die fertile Phase charakteristischen Speicherfettdepots im Unterkörperbereich. Mit der Menopause und den sie begleitenden hormonellen Veränderungen vor allem mit der Reduktion der ovariellen Östrogensynthese kommt es zu Alterationen der metabolischen Prozesse. Proportional zur Verminderung der Östrogenkonzentration reduziert sich auch die lipolytische Aktivität der abdominalen Adipozyten. Darüber hinaus verringert sich die Lipoprotein-Lipase-Aktivität in den Unterkörperfettzellen. Die natürliche und physiologische Verringerung der Östrogenkonzentrationen während der Peri- und Postmenopause haben folglich auf die Adipozyten unterschiedlicher Regionen unterschiedliche Wirkungen. Die reduzierte Lipolyse im abdominalen Bereich resultiert in zusätzlichen Fettanlagerungen in dieser Region während durch die Reduktion der Lipoprotein-Lipase Aktivität im Unterkörperbereich die Fettdepots in dieser Region reduziert werden oder zumindest stabil bleiben. Die Gewichtszunahme und Veränderung der Fettverteilung mit dem Klimakterium ist jedoch nicht allein auf die reduzierte und schließlich persistierende Östrogensynthese in diesem Lebensabschnitt zurückzuführen. Auch die drastische Verringerung der Somatotropin- und die geringfügigere Verringerung der Testosteronsekretion tragen zu den somatischen Veränderungen während dieser Lebensphase bei. Beide angeführten Hormone wirken einerseits lipolytisch andererseits anabol. Dies führt zu einer Verschiebung der Körperzusammensetzung. Die Relation Muskel zu Fett verändert sich zu Gunsten des Fettgewebes. Darüber hinaus wurde eine ganze Reihe von Faktoren diskutiert,die für Gewichtsveränderungen sowie Veränderungen der Körperproportionen verantwortlich sind. So konnte festgestellt werden, daß eine frühe Menarche mit einem höheren Körpergewicht und vor allem einem höheren Anteil an Fettgewebe während der Postmenopause in Zusammenhang steht. Ebenso war eine kürzere mittlere Zykluslänge mit einem höheren Körpergewicht und einem höheren Anteil an Fettgewebe assoziiert. Keinen Einfluß auf den Körperbau während der Postmenopause hatten die Anzahl der Schwangerschaften sowie die Anzahl der Geburten, die eine Frau während der fertilen Phase erlebt hatte. Ein signifikanter Zusammenhang könnte jedoch nur mit dem Alter der Mutter bei der ersten und der letzten Geburt und der Körperzusammensetzung sowie der Fettverteilung festgestellt werden. Je früher die erste und die letzte Geburt im Leben der Frau stattgefunden hatte, desto höher war ihr Körpergewicht und ihr Fettprozentsatz. Von besonderer Bedeutung für die Entwicklung von Körpergewicht und Körperfett nach der Menopause erwies sich die Gewichtszunahme die eine Frau während der Schwangerschaften erlebt hatte. Je mehr eine Frau während ihrer Schwangerschaften zugenommen hatte, desto höher war auch ihr Körpergewicht und ihr Fettgewebeanteil nach der Menopause.

Psychosoziale Veränderungen im Klimakterium

"In den fünf Jahren um ihren 50.Geburtstag verliert die durchschnittliche Frau ihre Mutter durch den Tod und ihre Tochter durch Heirat. Sie erlebt die Menopause und wird zum ersten Mal Großmutter. In dieser Periode wird ihr Ehemann nicht nur um seine eigene Virilität sondern auch um seine Karriere besorgt sein" (Hilbourne 1973). Diese kurze Charakterisierung der psychosozialen Situation der klimakterischen Frau beinhaltet nicht alle wichtigen Streßfaktoren, die die mittlere Lebensphase der Frau bestimmen, doch sie stellt eine eindrucksvolle Zusammenfassung einiger dieser Faktoren dar.

Es wäre simplifizierend das Klimakterium ausschließlich als biotischen Vorgang zu sehen und zu werten. Das Klimakterium ist auch eine Lebensphase in der es zu drastischen psychosozialen Veränderungen für die Frau kommt, sie sollte daher sowohl als organisches Problem als auch als menschlicher Notstand behandelt werden (Cyan 1974). Bereits der französische Arzt Gardenne wies im Jahre 1816 auf die Bedeutung sozioökonomischer sowie psychosozialer Einflüsse auf den Zeitpunkt der Menopause und den Verlauf des Klimakteriums hin (Wilbush 1988).

Gerade in unserer westlichen Industriegesellschaft werden heute Schönheit und Jugendlichkeit als alleinige Grundlage für Glück und Anerkennung gewertet. Alles was mit Alter, Krankheit und Tod zutun hat wird als unangenehm empfunden und aus unserem Gesichtsfeld verbannt. Alte und alternde Menschen sind lästig, überflüssig und erinnern auf grausame Weise daran, daß das Alter mit all seinen Unbillen ein unausweichliches Schicksal darstellt. Auch der Mann erfährt um die Lebensmitte häufig eine Sinnkrise, besser als sogenannte "Midlife-crisis" bekannt, doch ist diese auch als männliches Klimakterium bezeichnete Lebensphase kaum mit jener psychosozialen Krise zu vergleichen, die Frauen in diesem Lebensabschnitt durchleben. Während der Mann zwischen dem 40. und 55.Lebensjahr meist durch berufliche Anerkennung, die er gerade in diesem Alter erreicht, ein anerkanntes Mitglied unserer Gesellschaft bleibt und im Status noch steigt, verliert die Frau nahezu all Attribute, die es ihr ermöglichen, sich mit unserer oberflächlichen Gesellschaft zu identifizieren (Lehr 1966, 1978, Pross 1978.) Weit mehr als der alternde Mann wird die alternde Frau mit Schimpf- und Spottworten belegt, und in Märchen und Sagen tritt sie meist nur als Hexe, Giftmischerin oder böse Stiefmutter auf, die als richtige "Sozialleiche " in der Abgeschiedenheit der Wälder lebt (Pross 1978). Man kann allgemein ein generalisiertes und ein personalisiertes Altersbild der Frau unterscheiden (Lehr 1978). Das generalisierte Altersbild betrifft die bereits erwähnten Märchen, die Dichtung, die Werbung und die Massenkommunikationsmittel, läßt jedoch keine konkreten Aussagen über seine Herkunft zu. Das personalisierte Altersbild hingegen ermöglicht es festzustellen, welche Gruppen von Personen eine bestimmte Einstellung erkennen lassen (Lehr 1978). Was das generalisierte Altersbild betrifft, so finden sich zahlreiche Hinweise auf das Altersbild in der Dichtung bei Simone de Beauvoir (1970). So sieht z.B. Eustache Deschamps nur Übel und Abstoßendes, Verfall der Seele und des Körpers, Lächerlichkeit, Häßlichkeit im Alter: für die Frau läßt er diese Lebensphase mit 30 beginnen, für den Mann mit 50. In Oliver de la Marche's Versen ist die alternde Frau Gegenstand des Abscheus und der Verspottung. Erasmus beschreibt die alternden Frauen folgendermaßen: "Diese verfallenen Frauen, diese wandelnden Leichname, die stinkenden Gerippe, die überall Grabesgeruch verbreiten...". Saint Amant sieht in älteren Frauen ein lebendes Bild des Todes (de Beauvoir 1970). Für Möbius 1912 war das Klimakterium ebenso wie die Menstruation oder die Schwangerschaft ein Zustand, der die Frau zur Verbrecherin werden ließe und stellt damit einen „Verbrechensfaktor“ dar. Die eben zitierten Textstellen stellen wohl extreme Charakterisierungen vergangener Zeiten dar, doch ergab eine Analyse preisgekrönter amerikanischer Jugendbücher ebenfalls ein durchwegs negatives generalisiertes Bild der alternden Frau. Dies gilt auch für die Analysen deutscher Illustriertenromane, die zwischen 1950 und 1975 erschienen sind und für deutsche Schulbücher (Lehr 1978). Auch in den Massenmedien und in der Werbung wird dieses negative Bild der alternden Frau propagiert. Die alternde Frau wird als unattraktiv und meist leicht vertrottelt dargestellt. Es ist jedoch schwer zu entscheiden ob die genannten Quellen Ursachen oder Folgen einer allgemein negativen Einschätzung des Alters, im besonderen der alternden Frau, sind. Generell läßt sich jedoch feststellen, daß in unserer Gesellschaft Älterwerden mit einem Verlust an Ansehen und Prestige verbunden ist. Als Frau älter zu werden, erscheint jedoch besonders schwierig (Lehr 1978). Dieses generalisierte Altersbild beeinflußt zweifellos auch das personalisierte Altersbild und somit die Erwartungshaltung gegenüber dem Älterwerden. So zeigt sich, daß Frauen negativere Erwartungen für das Alter haben als Männer und sie den Alterungsprozeß auch viel früher beginnen sehen. Die Erwartungshaltung gegenüber dem Altern hängt jedoch auch von bestimmten sozioökonomischen Faktoren ab: So haben Frauen mit einer besseren Ausbildung bzw. berufstätige Frauen meist eine optimistischere Erwartung als Nichtberufstätige. Ebenso sehen verheiratete Frauen dem Alter positiver entgegen als alleinstehende Frauen (Van Keep und Kellerhals 1974, Lehr 1978, Leiblum und Swartzmann 1986). Bis heute haben sich in unserer Gesellschaft 2 Rollenbilder der Frau hartnäckig gehalten, einerseits das der schönen jungen Geliebten, andererseits das der aufopfernden liebevollen Mutter. Beide Rollen kann die klimakterische Frau kaum mehr erfüllen. Sie muß erleben, daß sie für ihren Lebenspartner nicht mehr attraktiv genug ist, der durch seine in dieser Lebensphase gefestigte Stellung jederzeit in der Lage ist sie gegen eine jüngere, attraktivere Frau auszutauschen. Darüber hinaus werden ihre Kinder selbstständig, finden ein eigenen Lebenspartner und bedürfen der mütterlichen Fürsorge nicht mehr. Die für die sich nunmehr nutzlos fühlende Frau auftretenden Probleme werden im Begriff des sogenannten "Empty-nest-Syndroms" zusammengefaßt (Lowenthal und Chiriboga 1972, Krystal und Chiriboga 1979). All die angeführten Punkte weisen darauf hin, daß das Klimakterium der Frau in hohem Maße von exogenen sozioökonomischen Faktoren beeinflußt wird und nicht nur ein medizinisches sondern vor allem auch soziologisches Problem unserer Gesellschaft darstellt.

Das Klimakterische Syndrom

Unter dem Oberbegriff "Klimakterisches Syndrom" werden heute eine Fülle von Zustandsbildern zusammengefaßt, die in Folge der bereits dargestellten biotischen, psychosozialen und sozialen Veränderungen während des Klimakteriums eintreten und oft bis lange Zeit nach der Menopause in unterschiedlicher Intensität bestehen bleiben. Zu den allgemein bekanntesten Beschwerdebildern zählen die sogenannten vasomotorischen Störungen, die Hitzewallungen, auch Hot flushes genannt, in Kombination mit heftigen Schweißausbrüchen umfassen. Darüber hinaus können Schlafstörungen, Involutionserscheinungen des Urogenitaltraktes, sowie die Osteoporose bei zahlreichen klimakterischen bzw. postmenopausalen Frauen festgestellt werden. Alle genannten Zustandsbilder können in der ärztlichen Praxis relativ leicht objektiviert werden, und wurden in einigen umfangreichen epidemiologischen Untersuchungen auch gut dokumentiert (McKinlay und Jefferys 1974, Jaszman et al 1976, Berg und Hammar 1985). Bedeutend schwieriger ist es die zahlreichen psychischen Veränderungen und Probleme, die sich in dieser Lebensphase einstellen oder zum Ausbruch kommen, zu objektivieren und in einen eindeutigen Zusammenhang mit den biotischen Veränderungen während des Klimakteriums zu stellen. Dennoch konnten in den bereits angeführten epidemiologischen Untersuchungen Daten über das Auftreten von Dysphorie, Depression und gesteigerter Nervosität erhoben werden (McKinlay und Jefferys 1974, Jaszman et al 1976, Dennerstein und Burrows 1978, Berg und Hammar 1985, Hunter et al 1986, Holte und Mikkelsen 1991).

Zur Objektivierung der Klimakterischen Symptomatik wurden bisher verschiedene Versuche unternommen: Eine Möglichkeit besteht im sogenannten Kuppermann-Index, der versucht die einzelnen Symptome zu werten. Dabei wird die klinische Validität der einzelnen Symptome mit einem Faktor zwischen 1 und 4 bewertet und mit dem Schweregrad des jeweiligen Symptoms (0=nicht vorhanden; 1=leicht, 2=mäßig, 3=schwer) multipliziert (Kuppermann et al. 1958). Die Summe der Multiplikation von Validität und Schweregrad ergibt dann den Kuppermann-Index. Als schwere Beschwerden gilt ein Kuppermann-Index von mehr als 35. Ein Kuppermann-Index von weniger als 15 gilt als Indikator für ein leichtes Beschwerdebild.

Kuppermann Index	klinischer Stellenwert x Schweregrad (0-3)
Symptom	
Hitzewallungen/Schweißausbrüche	4
Schlaflosigkeit	2
Nervosität	2
Parästhesie	2
Depression	1
Schwindel	1
Leistungsabfall	1
Gelenks-Muskelschmerzen	1
Kopfschmerzen	1
Herzklopfen	1
Formikativ	1
Summe=	Kuppermannindex

Tabelle 7: Der Kuppermann-Index

Der bereits etwas veraltete Kuppermann-Index wurde 1994 von einer Expertengruppe der Deutschen Menopausengesellschaft (Hauser et al. 1994) durch die Menopause Rating Scale (MRS) ersetzt. Bei diesem Verfahren werden die klimakterischen Beschwerden in zehn Symptomgruppen zusammengefaßt und anhand einer Bewertungsskala von 0.0 (keine Symptome) bis 1.0 (sehr starke Symptome) quantifiziert. Dabei wird unterschieden:

1. Wallungen, Schwitzen (aufsteigende Hitze, Schweißausbrüche)
2. Herzbeschwerden (Herzklopfen, Herzrasen, Herzstolpern, Herzbeklemmung)
3. Schlafstörungen (Einschlafstörungen, Durchschlafstörungen, zu frühes Erwachen)
4. Depressive Verstimmungen (Mutlosigkeit, Traurigkeit, Weinerlichkeit, Antriebslosigkeit, Stimmungsschwankungen)
5. Nervosität (Nervosität, innere Anspannung, Aggressivität)
6. Allgemeine Leistungsminderung (körperliche und geistige Erschöpfung, Konzentrationsschwäche, Vergeßlichkeit)
7. Sexualität (Minderung des sexuellen Verlangens)

8. Harnwegsbeschwerden
9. Vaginale Probleme
10. Gelenks- und Muskelschmerzen

Das Klimakterische Syndrom in historischer Sicht

Erste exakte Beschreibungen der Symptomatik des Klimakterischen Syndroms stammen aus dem 18. Jahrhundert (Wilbush 1984). Doch bereits aus der Antike liegen erste Beschreibungen über somatische Veränderungen der alternden Frau vor. Vor allem der Verlust an Schönheit und Jugendlichkeit schien die römischen Patrizierinnen mit zunehmendem Alter belastet zu haben. So berichtet bereits Ovid über die mannigfaltigen Versuche der Damen der römischen Oberschicht die Spuren des Alterns zu verwischen. Ähnliche Berichte liegen über die Frauen der Oberschicht aus der späten Renaissance und der frühen Aufklärungszeit vor (Wilbush 1984). Als Ursache für die Beschwerden, die nach der Menopause auftraten wurden lange Zeit Vergiftungen durch das nun nicht mehr abfließende Menstruationsblut angesehen. Die Menstruation galt als "Reinigung" des Körpers von toxischen Substanzen. Hier kommt die auf Aristoteles zurückgehende Humoraltheorie zum tragen. Blutverlust wurde lange Zeit als appropates Mittel zur Reinigung von Leib und Seele sowie zur Krankenheilung angesehen. Man bedenke nur die weitverbreitete Praxis des Aderlasses. Durch den Anstieg der Lebenserwartung im 18. Jahrhundert erlebten immer mehr Frauen, vor allem der sozialen Oberschicht, die Menopause. In dieser Zeit begann auch die wissenschaftliche Beschäftigung mit den Beschwerden, die während des Klimakteriums und nach der Menopause auftraten. Die erste Doktorarbeit über klimakterische Beschwerden wurde im Jahre 1710 von Polen Simon Daniel Titius an der Universität von Magdeburg verfaßt. Es folgten Arbeiten der Deutschen Buhl (1722) und Regemann (1737) an der Universität von Leiden, sowie englischer und französischer Autoren z.B. John Forthergill (1776). Der Franzose Jeannet des Longrois (1787) sah bereits soziale Faktoren als Ursachen der Beschwerden an. Eine Theorie die in der postnapoleonischen Ära von Gardenne (1816, 1821) vertreten wurde. Gardenne (1821) prägte auch den Begriff der Menopause, die er zunächst als "menespausie" und später als "menopause" bezeichnete. 1798 wandte sich der berühmte Londoner Arzt S.H.Jackson unmittelbar an seine Patientinnen: *„Wie die Menstruation begonnen hat so hört sie wieder auf.. Diese wichtigen Veränderungen mögen die Konstitution in Mitleidenschaft ziehen oder auch völlig in Unordnung bringen, wenn sie unsachgemäß behandelt werden. Doch den Gesetzen der Natur entsprechend mag die allgemeine Gesundheit, sowohl vor als auch nach diesen lokalen Veränderungen, durchaus besser sein als unter dem Einfluß der Menstruation, die ausschließlich einer einzigen Funktion im Leben der Frau dient.*" 1857 verfaßte Edward Tilt das einzige englischsprachige Werk, das sich mit klimakterischen Beschwerden auseinandersetzte. Tilt erkannte als erster den Zusammenhang zwischen den Beschwerden und den Involutionserscheinungen der Ovarien. Dabei ist besonders hervorzuheben, daß Tilt die physiologischen Veränderungen während des Klimakteriums nicht als Mangelzustände interpretierte und sie daher auch nicht zu therapieren gedachte. Seiner Meinung nach sollte man beispielsweise übermäßiges Schwitzen in dieser Lebensphase nicht durch Behandlung verhindern sondern eher anregen, da es eine physiologische Ursache hätte. Tilt riet zu mäßigem Essen und war strikter Gegner jeglichen Alkohols zur Behandlung klimakterischer Beschwerden. Auch präsentierte er als erster statistische Analysen er Symptome. Dennoch war der Einfluß von Tilts Theorien in Großbritannien nicht allzu groß. Die britischen Ärzte orientierten sich eher an Fothergill, Tilt hingegen wurde vor allem von amerikanischen Ärzten als Vorbild angesehen, wobei hier vor allem Skene (1889) zu nennen ist. In den Zwanziger Jahren unseres Jahrhunderts gelang es schließlich die weiblichen Sexualhormone zu identifizieren und zu synthetisieren. Die ersten Östrogeninjektonen wurden in den USA in den Dreißiger Jahren durchgeführt. In den Vierziger und Fünfziger Jahren kam es dann zu einem beträchtlichen Anstieg der Hormonforschung und des therapeutischen Einsatzes von Hormonen, der schließlich zum Wegbereiter der heute üblichen Hormon-Substitutions-Therapie wurde

Somatische Störungen

Vasomotorische Störungen

Das Hauptsymptom des Klimakterischen Syndroms, die Hitzewallung in Kombination mit Schweißausbrüchen, zählt zu den unangenehmsten Beschwerden, die sich während des Klimakteriums einstellen. 65-70% der klimakterischen Frauen leiden unter diesem Zustandsbild (Jaszman et al 1976, Huber 1995). Hot flushes können bereits in der Prämenopause auftreten, werden jedoch meist während des ersten Jahres nach der Menopause beobachtet. 80% der betroffenen Frauen leiden mehr als ein Jahr unter diesen Beschwerden, bei 20-25% dauern die Symptome bis zu 5 Jahren an. In Kombination mit nächtlichen Schweißausbrüchen führen die Hitzewallungen häufig zu erheblichen Schlafstörungen, die sich wieder negativ auf das allgemeine Wohlbefinden auswirken. (Jazsmann et all 1976). Neben exogenen Faktoren, wie Streß, Freude, Koffein-, Nikotin und Alkoholkonsum, werden die Hitzewallungen durch den Östrogenentzug während des Klimakteriums ausgelöst (Hanner und Schneider 1986).Da selbst Frauen einer Gonadendysgenesie keine klimakterischen Beschwerden zeigen und erst nach dem Absetzen einer Östrogensubstitution vasomotorische Beschwerden aufweisen, ist anzunehmen, daß nicht der Östrogenmangel sondern der Östrogenentzug zur Ausbildung vasomotorischer Störungen führt. Die Wirkung der Östrogen auf die zentralnervöse Thermoregulation dürfte über die Katecholamine laufen. Die Katecholamine oder biogenen Amine werden bei Östrogenmangel oder -entzug verstärkt abgebaut. Da diese biogenen Amine sich im Hypothalamus in auffallender Nähe des Thermoregulationszentrums befinden, wird vermutet, daß die Verminderung der biogenen Amine in folge des Östrogenentzugs zu einer Fehleinstellung des thermoregulierenden Zentrums führt. Ein so auffallendes und für die betroffene Frau unangenehmes Symptom wie Hitzewallungen wurde schon früh beschrieben und zu erklären versucht: Tilt (1857) erklärte die Ätiologie der Hitzewallungen folgendermaßen: *"Da es für Frauen 32 Jahre lang normal ist, monatlich 3 Unzen Blut zu verlieren, wäre es doch sehr ungewöhnlich, wenn es nicht auch weiterhin irgendwelche andere Wege des ausgleichenden Entweichens gäbe, die als eine Art Abfall-Ausgänge das System schützen, bis die Gesundheit durch das Entstehen eines neuen Ausgleichs in der Blutzufuhr für die verschiedenen Teile wieder auf Dauer stabilisiert sein wird... Die Hitzeanfälle rufen Schweißausbrüche hervor. Beide sind Anzeichen einer starken Wirkungen von Kräften, die sich der Veränderung widersetzen. Da sie die wichtigsten und am häufigsten auftretenden Sicherheitsventile des Systems während der Wechseljahre sind, ist es sinnvoll, sie genau zu untersuchen"* (Tilt 1857).

Involutionserscheinungen des Urogenitaltraktes

Die klimakterische Symptomatik im Bereich des Urogenitaltraktes betrifft vor allem die Blase und die Vagina. 25-30% aller Klimakterischen Frauen klagen über Beschwerden in diesem Bereich (Huber 1995).

Die Harninkontinenz, die von den Betroffenen als besonders unangenehm empfunden wird, ist nahezu ausschließlich durch den Östrogenmangel induziert. Einerseits kommt es zu einer Minderdurchblutung der Beckenmuskulatur und in der Folge zu einem Tonusverlust des kavernösen Urethralgewebes, andererseits führt der Östrogenmangel zu einer Verlangsamung der Zellerneuerung und Verringerung der Gewebeelastizität, was zu einer Erschlaffung des Beckenbodens führt (Huber 1995).

Die Vulvo-Vaginalathropie stellt das zweite große klimakterische Beschwerdebild im Bereich des Urogenitaltraktes dar. Wieder führt der Östrogenmangel zu einer Verringerung der Durchblutung und einer Verlangsamung der Gewebserneuerung, sowie zu einem Anstieg des pH-Wertes im vaginalen Milieu. Die Folge sind erhöhte Infektionsgefahr, häufige Entzündungen und sexuelle Probleme.

Schwindelanfälle

Ein kausaler Zusammenhang zwischen dem Auftreten von Schwindelanfällen und den biotischen Veränderungen während des Klimakteriums ist nicht so leicht nachzuweisen wie bei den bereits erwähnten Zustandsbildern. Bereits im Präklimakterium leiden 33% der Frauen unter gelegentlichen, 14.5% der Frauen unter täglichen und 6% unter mehrmals täglich auftretenden Schwindelanfällen. Dennoch werden die Schwindelanfälle nicht zu den Leitsymptomen des Klimakterischen Syndroms gezählt. (Prill 1978).

Gefäßveränderungen

Störungen im Bereich des Gefäßsystems sind während des Klimakteriums vor allem durch die in diesem Alter auftretende Labilität der Gefäßregulation bedingt. Zu den einzelnen Beschwerden zählen plötzlich auftretendes Herzklopfen, Parästhesien, Kribbeln in den Finger sowie das sogenannte "Ameisenlaufen", ein kribbelndes Gefühl auf der Haut. (Nachtigal 1987)

Gelenks- und Muskelschmerzen

Gelenks- und Muskelschmerzen zählen zu den typischen, wenn auch nicht zu den klassischen, Symptomen des Klimakterischen Syndroms. Gelenksschmerzen zählen zu den ersten Hinweisen auf das Einsetzen des Klimakteriums und werden als „Arthropathia climacteria" bezeichnet. Der Pathomechanismus dieser Störung ist jedoch bis heute nicht eindeutig geklärt. Es ist bekannt, daß die Synovialflüssigkeit Östrogenrezeptoren aufweist und daß sich aufgrund des Östrogenmangels die Produktion der Synovialflüssigkeit verringert. Der Östrogenmangel führt daher vermutlich zu degenerativen Erscheinungen am Gelenksepithel und führt so zu einer stärkeren Reibung zwischen Gelenk und Gelenkspfanne. (Huber 1995)

Osteoporose

Die Osteoporose stellt jene Folge der Menopause dar, der gesundheitspolitisch und volkswirtschaftlich am bedeutsamsten ist. Osteoporotische Veränderungen sind die Hauptursache für Knochenbrüche im speziellen von Oberschenkelhalsfrakturen. Diese osteoporotisch bedingten Unfälle erhöhen das Mortalitätsrisiko für Frauen und verursachen auch enorme Kosten. In den USA gibt es jährlich etwa 120 000 Oberschenkelhalsfrakturen, von denen 80% auf eine bereits bestehende Osteoporose zurückzuführen sind. Etwa 50000 der betroffenen Frauen sterben an Folgeerkrankungen wie Lungenentzündung ect. In den USA liegen die osteoporotisch bedingten Femurhalsfrakturen an 12. Stelle der Mortalitätsstatistik bei Frauen. Bereits 1980 wurden die entstehenden Kosten für die USA auf 800 Millionen Dollar geschätzt. In Deutschland treten jährlich etwa 50 000 Unfälle auf, die Kosten von mehr als 600 Millionen DM nach sich ziehen.

Unter Osteoporose versteht man die Verringerung der Knochenmasse mit steigendem Alter. Diese meist ab dem 4. Lebensjahrzehnt beobachtbare Verringerung des Knochengewebes führt in der Folge zu einer erhöhten Brüchigkeit der Knochen. Die Ursache der Osteoporose ist im klimakterischen Östrogenmangel zu suchen, der dazu führt, daß die Knochen nicht mehr in der Lage sind genügend Kalzium zu resorbieren und einzubauen. Dies ist von der Menge des zugeführten Kalziums unabhängig. Die Knochen werden dadurch poröser, ihre Masse und Dichte immer geringer. Dennoch bleiben die chemische Zusammensetzung und die Struktur der Knochen gleich. Während sich der Knochenan- und abbau vor der Menopause meist im Gleichgewicht befinden und altes Knochengewebe kontinuierlich durch neues ersetzt wird, kommt es durch den klimakterischen Östrogenmangel zu einer Störung dieses Gleichgewichtes. Die Knochen werden dünner und schwächer. Veränderungen der Knochenmasse treten nicht nur bei Frauen, sondern auch bei Männer auf, jedoch ist bei diesen der Verlauf weniger dramatisch, da sie einerseits um etwa 30% mehr Knochenmasse verfügen als Frauen und andererseits die Kalziumverwertung durch das Testosteron gesteuert wird, das Männer bis ins hohe Alter in ausreichender Menge produzieren (Nachtigal 1987).

Man kann zwei Typen der klimakterischen Osteoporose unterscheiden:
Typ1 betrifft vor allem die 50-70 jährige Frau und führt in erster Linie zu Einsturzbrüchen der Wirbelkörper.
Typ 2 tritt erst ab dem 70.Lebensjahr auf und ist die Ursache der gefürchteten Oberschenkelhalsbrüche, die häufig letale Folgen haben bzw. viele Patientinnen zu Pflegefällen machen (Nachtigal 1987, Huber 1989).

Die Knochenmasse verringert sich bei nahezu jedem Menschen mit steigendem Alter, das Ausmaß dieser Veränderungen ist jedoch individuell unterschiedlich. Neben genetischen Faktoren spielen auch exogene Einflüsse, wie erhöhter Alkohol- und Nikotinkonsum, Langzeitbehandlung mit Cortison, kalziumarme Ernährung, Laktasemangel, Fehlfunktion der Schilddrüse, Diabetes, Kinderlosigkeit sowie erhöhter Koffeinkonsum für die Ätiologie dieses Leidens eine wichtige Rolle (Nachtigal 1987).

Auch konnten geographische und populationsspezifische Unterschiede in der Häufigkeit des Auftretens der Osteoporose beobachtet werden. Ostasiaten und Europäer erkranken weit häufiger an Osteoporose als Schwarzafrikaner. Auch innerhalb der USA konnte ein entsprechender Unterschied zwischen weißer und afroamerikanischer Bevölkerung festgestellt werden. Innerhalb Europas kann ein Nord-Südgradient beobachtet werden, wobei nordeuropäische Frauen ein erhöhtes Erkrankungsrisiko aufweisen. Bei Bewohnerinnen gemäßigter Klimazonen tritt die Osteoporose häufiger auf als bei Frauen in den Tropen. In Israel konnte sogar ein signifikanter Unterschied in der Häufigkeit von Oberschenkelhalsfrakturen zwischen Frauen sephardischer und ashkenasischer Herkunft festgestellt werden, wobei Häufigkeit der Frakturen bei den sephardischen Frauen nur 60% der der ashkenasischen Frauen betrug (Chalmers et al 1970, Nachtigal 1987).

Psychische Störungen

Zu den wichtigsten psychischen Problemen, die während des Klimakteriums auftreten, zählen die Depression, Dysphorie, Reizbarkeit, Antriebslosigkeit, gesteigerte Nervosität, innere Anspannung, Labilität sowie Angstzustände. Alle diese Zustandsbilder sind dem sogenannten Prämenstruellen Syndrom vergleichbar. Bereits in der prämenopausalen Phase kommt es während der Menstruationszyklen zu einer Verstärkung der Schwankung zwischen hoher und niedriger Östrogenkonzentration. Diese Schwankungen wirken auf die Östrogen- und Progesteronrezeptoren im Hypothalamus und im limbischen System ein. Östradiol unterdrückt jene Enzymsysteme, die den Dopaminabbau im Hypothalamus beschleunigen. Dopamin kontrolliert über die Prolaktinfreisetzung indirekt auch die Ovulation. Durch die Östrogene wird auch die Monoamin-Oxydase, die die Katecholamine und Serotonin in ihrer Wirkung herabsetzt unterdrückt. Östrogenmangel bedingt daher einen verstärkten Abbau der biogenen Amine wodurch es zu einer Inaktivierung der Katecholamine kommt. Dies führt in der Folge zu Depressionen, Müdigkeit, Lethargie ect (Kuhlmann und Straub 1986, Huber 1995).

Die drastischen hormonellen Veränderungen während des Klimakteriums und stellen die biologische Grundlage für das gehäufte Auftreten psychischer Probleme während dieses Lebensabschnittes dar, dennoch darf die Vielzahl exogener Faktoren nicht unterschätzt werden, die ebenfalls einen erheblichen Einfluß auf das Auftreten psychischer Beschwerden haben. Gerade auf diese Aspekte der Ätiologie des Klimakterischen Syndroms soll im folgenden Kapitel genauer eingegangen werden.

Faktoren, die das Auftreten Klimakterischer Beschwerden beeinflussen

Physiologische Ursache für das Auftreten des Klimakterischen Syndroms sind die hormonellen Veränderungen, die das Klimakterium einleiten und charakterisieren. Die meisten Beschwerden werden auf den in dieser Lebensphase auftretenden Östrogenmangel bzw.Östrogenentzug zurückgeführt. Die klimakterischen Beschwerden treten jedoch nicht bei allen Frauen auf, auch variiert die Stärke der Beschwerden individuell. Da bei allen klimakterischen Frauen ein Östrogenmangel beobachtet werden kann, muß das Auftreten des Klimakterischen Syndroms auch andere exogene Ursachen haben.

Sozioökonomische bzw. Psychosoziale Faktoren

Der erste, der die klimakterischen Beschwerden mit psychosozialen Streßsituationen in Verbindung brachte, war Gardenne, ein Pariser Arzt der 1816 seine Theorie über die Ätiologie des Klimakterischen Syndroms zu Papier brachte. Gardenne beobachtete das gehäufte Auftreten der genannten Beschwerden bei Damen der Oberschicht und verglich diese Beobachtung mit den Beschreibungen früherer Autoren. Dabei fiel ihm auf, daß diese wohl den Zeitpunkt der Menopause angaben, jedoch kein Wort über etwaige Beschwerden verloren, die in dieser Lebensphase eintreten sollten. Gardenne glaubte daraufhin die Ursache für des Klimakterischen Syndroms in den großen sozialen Umwälzungen des ausgehenden 18.Jahrhunderts, vor allem in der französischen Revolution, ausmachen zu können (Wilbush 1979, 1988).

Der bedeutende Einfluß psychosozialer und sozioökonomischer Faktoren auf die Ätiologie des Klimakterischen Syndroms konnte auch nach Gardenne in zahlreichen Studien belegt werden. So beschrieb Barret (1933), daß ledige Frauen geringfügig seltener an klimakterischen Beschwerden zu leiden hätten als verheiratete Frauen. Dabei leiden verheiratete Frauen häufiger an Hitzewallungen, Kopfschmerzen, Schwindelanfällen und Brustspannen, ledige Frauen eher an Nervosität und Funktionsstörungen der Schilddrüse (Barret 1933). Jaszman et al (1976) berichtete, daß Frauen aus niederen sozialen Schichten unter stärkeren klimakterischen Beschwerden zu leiden hätten als Frauen aus höheren sozialen Schichten. Der negative Einfluß psychosozialer Streßsituationen auf den Verlauf des Klimakteriums konnte in neueren Untersuchungen immer wieder nachgewiesen werden (Ballinger et al 1979, Hammar et al 1984, Hunter et al 1986, Holte und Mikkelsen 1991). Für eine österreichische Stichprobe konnte ein deutlicher Einfluß sozioökonomischer Parameter auf die Ausprägung der klimakterischen Symptomatik nachgewiesen werden (Kirchengast 1992a). So stand der Ausbildungsgrad in signifikantem Zusammenhang mit dem Schweregrad von Hitzewallungen, Schwächeanfällen, Urogenitalsymptomen, und Muskelschmerzen. Dasselbe galt für den Familienstand, die Kinderanzahl und die Anzahl jener Kinder die nicht mehr im mütterlichen Haushalt lebten, sie standen mit dem Schweregrad verschiedener klimakterischer Beschwerden in statistisch signifikantem Zusammenhang.

Ausbildungsgrad	1	2	3	4	Chi-Wert
Hitzewallungen					20.1 p < 0.05
keine	0.0%	23.7%	35.3%	80.0%	
leichte	10.0%	16.1%	14.7%	20.0%	
mäßige	20.0%	24.7%	32.4%	0.0%	
schwere	70.0%	35.5%	17.6%	0.0%	
Schwächeanfälle					
keine	20.0%	41.9%	47.1%	40.0%	18.4 p <0.05
leichte	10.0%	25.8%	29.4%	60.0%	
mäßige	20.0%	22.6%	20.6%	0.0%	
schwere	50.0%	9.7%	2.9%	0.0%	
Urogenitaltrakt					
keine	10.0%	61.3%	76.5%	40.0%	17.4 p <0.05
leichte	10.0%	14.0%	14.7%	40.0%	
mäßige	40.0%	16.1%	8.8%	20.0%	
schwere	40.0%	8.6%	0.0%	0.0%	
Muskelschmerz					
keine	0.0%	73.1%	76.5%	60.0%	
leichte	10.0%	15.1%	8.8%	40.0%	
mäßige	40.0%	8.6%	11.8%	0.0%	
schwere	50.0%	32.%	2.9%	0.0%	

Tabelle 7: Hitzewallungen und Ausbildungsgrad

Parästhesien	keine	leicht	mäßig	schwer	Chi-Wert
verheiratet	57.4%	21.3%	19.1%	2.1%	19.9 p <0.01
ledig	50.0%	37.5%	12.5%	0.0%	
geschieden	57.7%	19.2%	19.2%	3.8%	
verwitwet	28.6%	0.0%	57.1%	14.3%	

Tabelle 8: Familienstand und Parästhesien

Schwindel Kinderanzahl	kein	leicht	mäßig	schwer	Chi-Wert
0	72.0%	16.0%	8.0%	4.0%	24.7 p < 0.01
1	51.9%	34.6%	13.5%	0.0%	
2	76.7%	9.3%	14.0%	0.0%	
3	58.8%	17.6%	23.5%	0.0%	
4	33.3%	33.3%	33.3%	0,0%	
5	0.0%	0.0%	0.0%	100.0%	

Tabelle 9: Schwindel und Kinderanzahl

Hitzewallungen Kinderanzahl	keine	leicht	mäßig	schwer	Chi-Wert
0	38.3%	8.3%	26.7%	26.7%	26.4 p < 0.01
1	14.9%	25.5%	29.8%	29.8%	
2	28.0%	16.1%	20.0%	36.0%	
3	12.5%	0.0%	12.5%	75.0%	
4	0.0%	0.0%	50.0%	50.0%	
5	0.0%	0.0%	0.0%	100.0%	

Tabelle 10: Anzahl der Kinder, die nicht mehr im elterlichen Haushalt leben und Hitzewallungen

Die sozioökonomischen Parameter dieser österreichischen Stichprobe (Kirchengast 1992a) standen auch in signifikantem Zusammenhang mit dem Kuppermann-Index. Mit steigender Kinderanzahl und steigernder Anzahl jener Kinder, die nicht mehr im mütterlichen Haushalt lebten stieg auch der Kuppermann-Index signifikant ($p < 0.05$) an. Die Ausprägung bzw. die Inzidenz schwere Symptome wurde höher. Deutliche Unterschiede zeigte der Kuppermann-Index auch in Abhängigkeit vom Familienstand, wobei die Symptomatik bei verwitweten Frauen am stärksten bei ledigen Frauen am schwächsten ausgeprägt war. Was den Beruf der betroffenen Frauen betraf, so wiesen selbstständig tätige Frauen die niedrigsten Werte des Kuppermann-Index, ungelernte Arbeiterinnen die höchsten Werte und damit die schwerste Symptomatik auf. Bei Frauen deren Ausbildung sich auf den Besuch einer Pflichtschule beschränkte waren die Werte des Kuppermann-Index doppelt so hoch wie bei Frauen, die ein Hochschulstudium absolviert hatten.

	x	SD	F-Wert
	Familienstand		
verheiratet	18.9	11.3	0.9 n.s.
ledig	18.1	10.5	
geschieden	19.0	10.8	
verwitwet	23.2	7.7	
	Beruf		
Ungelernte Arbeiterin	26.7	10.6	0.6 n.s.
Facharbeiterin	20.8	11.9	
Angestellte	18.8	11.4	
Selbstständige	13.8	13.8	
Hausfrau	20.3	9.6	
Pensionistin	18.7	9.5	
	Ausbildung		
Pflichschule ohne Lehre	26.6	8.1	3.1 $p < 0.05$
Pflichtschule mit Lehre	19.7	10.9	
Matura	16.7	10.5	
Hochschule	12.2	7.4	

Tabelle11: Kuppermann-Index und sozioökonomische Parameter

Medizinische Faktoren

Frauen, die eine oder mehrere Fehlgeburten erlitten hatten, weisen eine schwerere Symptomatik auf (Hauser et al 1961). Auch zahlreiche Schwangerschaften und Geburten sollen zu einer Verstärkung des Klimakterischen

Syndroms führen (Barret 1933). Frauen die unter einer schweren Dysmenorrhoe litten, zeigen meist auch stärkere klimakterische Beschwerden als Frauen, die niemals unter einer Dysmenorrhoe gelitten hatten (Hauser et al 1961).

Einflüsse des Konstitutionstyps

Einflüsse des Konstitutionstyps auf die Ätiologie des Klimakterischen Syndroms wurden bereits von Hussong (1938) beschrieben. Dieser stellte fest, daß Frauen mit hypoplastischem Körperbau, die nie über voll entwickelte Ovarien verfügt haben und daher keine drastischen hormonellen Veränderungen während des Klimakteriums erfahren, mit so gut wie keinen klimakterischen Beschwerden zu rechnen haben. Da bei Pyknikerinnen erhebliche Veränderungen des endokrinologischen Gleichgewichts auftreten, leiden diese auch stärker unter klimakterischen Beschwerden, wobei vor allem vasomotorische Störungen beobachtet werden können. Am stärksten hätten nach Hussong Asthenikerinnen unter den hormonellen Veränderungen während des Klimakteriums zu leiden. Bei diesen Frauen können dann vor allem Neurosen, Depressionen und gesteigerte Nervosität beobachtet werden. Einen Zusammenhang zwischen Körpergewicht und klimakterischen Beschwerden ergaben auch die Untersuchungen von Campagnoli et al (1981) und Bottiglioni et al (1984), wobei Campagnoli et al (1981) einen Anstieg der psychischen Symptome und eine Verminderung der somatischen Symptome mit steigendem Körpergewicht beschreiben konnten. Jazsman et al (1976) konnte in seiner Studie keine Anhaltspunkt für einen Einfluß der Körperform auf dem Verlauf des Klimakteriums feststellen. Kirchengast (1993c) konnte einen markanten Anstieg des Schweregrades des Klimakterischen Syndroms mit steigendem Körpergewicht und steigendem Anteil an subkutanem Fettgewebe beobachten. Dies galt im Gegensatz zu den Ergebnissen von Campagnoli et al (1981) sowohl für psychische als auch für somatische Symptome. Da eine ausreichende Versorgung mit endogenen Östrogenen sich positiv auf den Verlauf des Klimakteriums auswirkt und die Östrogenkonzentration mit steigendem Körpergewicht und steigendem Anteil an Subkutanfett ebenfalls ansteigt, erscheint dieses Ergebnis auf den ersten Blick paradox. Es zeigt jedoch, daß die Körperform, wenn sie nicht dem kulturspezifischen Schönheitsideal entspricht, zu einem psychosozialen Streßfaktor werden kann, so der günstigeren hormonellen Situation entgegen wirkt. An einer österreichischen Stichprobe konnte nachgewiesen werden, daß mit steigendem Körpergewicht und auf diese Weise zu einer Verschlimmerung der klimakterischen Beschwerden führen kann (Kirchengast 1993c). Es zeigte sich, daß Frauen die einen höheren Anteil an subkutanem Fettgewebe aufwiesen, ohne jedoch beträchtlich übergewichtig zu sein, stets eine höhere Inzidenz an schweren klimakterischen Symptomen aufwiesen als sehr schlanke Frauen, deren geringerer Anteil an Körperfett zu einer weit ungünstigeren Situation der endogenen Östrogenversorgung führte. Diese Beobachtung konnte nicht nur für eine große Anzahl typischer klimakterischer Symptome gemacht werden, sondern auch für im Klimakterium auftretenden Libidoverlust. Je höher der Fettanteil der Frauen war desto stärker verringerte sich das sexuelle Interesse während des Klimakteriums (Kirchengast et al. 1995). Da die hormonelle Situation auch bei diesen Frauen weit besser war als die der sehr schlanken Frauen, scheinen kulturspezifische Schönheitsideale, die extreme Schlankheit bei Frauen favoritisieren in ursächliche Zusammenhang mit einem negativen Körperbewußtsein korpulenterer Frauen zu stehen. Dieses Nichtakzeptieren des eigenen Körpers führt dann zu einer höheren Inzidenz klimakterischer Beschwerden und zu einer stärkeren Verringerung des sexuellen Interesses.

4. Der Kulturanthropologische Ansatz

Die Klimakterische Frau im interkulturellen Vergleich

Im Sinne einer Life-history ist das Klimakterium nicht nur eine biologische Lebensphase sondern auch ein psychosozialer Event. Es wäre simplifizierend das Klimakterium lediglich als biotischen Vorgang zu sehen, auch wenn es zu den menschlichen Universalien zählt. In unserer auf Jugendlichkeit und Schönheit fixierten Gesellschaft, stellt ein Ereignis wie die Menopause, die ein untrügliches Zeichen für das Ticken der biologischen Uhr ist, ein Symbol für die Unausweichlichkeit von Alter dar. Alter ist jedoch in unserer Gesellschaft unerwünscht. Darüber hinaus kann sich die menopausale Frau mit den beiden immer noch erwünschten Rollenbildern der Frau in unserer Gesellschaft nicht mehr identifizieren: Sie ist weder aufopfernde Mutter, die Kinder bedürfen ihrer Fürsorge nicht mehr und verlassen den mütterlichen Haushalt, noch ist sie schöne junge Geliebte, die von den Männern umworben wird. Das Gefühl der Nutzlosigkeit verschlimmert diese Lebensphase vor allem für nichtberufstätige Frauen. Die Folge sind klimakterische Beschwerden, die nicht hormonell bedingt sind, sondern auf die psychosozialen Probleme der Frauen zurückzuführen sind. Die nahezu alleinige Zuständigkeit der Medizin für alle Belange der menopausalen Frau führt jedoch zu einem weitgehenden Ignorieren der psychosozialen Ursachen klimakterischer Beschwerden.

Eine Abhilfe könnte die gesteigerte Analyse des Klimakteriums in anderen nicht westlichen Kulturen schaffen. Dies würde traditionell in den Bereich der Kulturanthropologie fallen. Bedauerlicherweise hat - ähnlich wie im Falle der Physischen Anthropologie - die Beschäftigung mit der menopausalen Frau in der Kulturanthropologie keine lange Tradition. Die Kulturanthropologie war ebenso wie die physische Anthropologie oder auch die Medizin eine männerdominierte Wissenschaft. Die ersten Kulturanthropologen, deren Verdienst umfangreiche Monographien waren, waren ausschließlich weiße Männer und diese betrachteten traditionelle, außereuropäische Kulturen ausschließlich aus ihrem androzentrischen Blickwinkel. Interesse an den Belangen von Frauen, speziell von alternden Frauen war minimal. Alternde Frauen wurden entweder als besonders häßlich beschrieben oder es wurden altersbedingte körperbauliche Veränderungen dokumentiert (Ploss & Bartels 1908, Reitzenstein 1923). Beschreibungen der menopausalen Frau beschränken sich auf nebulose Angaben des Menopausenalters. Diese nur oberflächliche und ungenügende Erforschung der Menopause in außereuropäischen Kulturen stellt bis heute ein gravierendes Problem dar. Selbst die Human Relation Area Files , eine Datensammlung die Informationen von über 700 verschiedenen Gesellschaften enthält, liefert lediglich für 30 Gesellschaften Informationen über die Menopause und das Klimakterium. Darüber hinaus erwiesen sich bis heute die meisten Forschungsergebnisse hinsichtlich der Menopause in außereuropäischen Gesellschaften als mystisch, anekdotisch und oberflächlich (Beyene 1989). Als Ursachen für diese als unbefriedigend zu bezeichnende Forschungssituation sind die bereits angeführten Gründe zu nennen: Bis heute sind die Mehrzahl der Kulturanthropologen Männer, die einerseits wenig Interesse für die Belange von Frauen noch dazu alternden Frauen aufbringen, andererseits gar nicht in der Lage sind, den Zugang zu den sehr spezifischen Problemen dieser Frauen zu finden.

Mit den gesellschaftspolitischen Veränderungen der späten 60 er Jahre und frühen 70er Jahre begann sich ein neuer Zweig der Anthropologie zu etablieren: die feministische Anthropologie. Weibliche Anthropologen begannen sich in gesteigertem Maße mit den Belangen der Frauen auseinander zusetzen. Gerade für die Beschäftigung mit der menopausalen Frau brachte dies neue Impulse. Eine Untersuchung über die menopausalen Frauen im indischen Rajastan führte die amerikanischen Anthropologin Marcha Flint zur Überzeugung, daß das Klimakterische Syndrom in der von westlichen Medizinern dargestellten Form gar nicht existierte (Flint 1975). Das klimakterische Syndrom stellte nichts anderes als ein „Culture-bound-syndrome" dar. Ein Vergleich der Situation der Inderinnen mit der Situation von US Amerikanerinnen, ergab deutliche kulturspezifische Unterschiede zwischen den beiden Gruppen: Die indischen Frauen erfuhren durch die Menopause eine soziale Aufwertung, sie nahmen in gesteigertem Maße am öffentlichen Leben teil, erfuhren bis dahin unbekannte Freiheiten, sie konnten andere Haushalte besuchen, mit Männern in einem Raum essen und an Gesprächen mit Männern teilnehmen. Klimakterische Beschwerden unter denen die amerikanischen Vergleichspersonen zu leiden hatten waren gänzlich unbekannt. Marcha Flint schloß aus diesen Ergebnissen, daß die soziale Aufwertung durch die Menopause, die die indischen Frauen erfuhren zu einer positiven Einstellung gegenüber dem Klimakterium führte und so auch typische klimakterische Beschwerden, die in unserer Gesellschaft ausschließlich durch eine Östrogendefizit erklärt werden, verhindere. Für die amerikanischen Frauen bedeutete die Menopause einen deutlichen Statusverlust: Die Kinder waren aus dem Haus, der Mann suchte sich eine jüngere Partnerin, die Frauen fühlten sich alt und nutzlos. Obwohl die Veränderungen der sozialen Lage der Amerikanerinnen nicht direkt mit der Menopause assoziiert waren, so fielen die Ereignisse doch zeitlich zusammen.

Die soziale Aufwertung postmenopausaler Frauen ist inzwischen für zahlreiche außereuropäische Gesellschaften nachgewiesen. Ursache für diese Aufwertung ist in erster Linie das Ende der Menstruationsblutungen, die in zahlreichen Gesellschaften mit einem zyklische „Unreinwerden" der Frau verbunden sind. Menstruierende Frauen unterliegen in zahlreichen Gesellschaften den verschiedensten Tabuvorschriften. Dies kann so weit gehen, daß Frauen während der Menstruation sogar die Gruppe verlassen und sich in abgesonderte Menstruationshütten begeben müssen. Erst nach Beendigung dieser immer wiederkehrenden Phasen des Unreinseins erleben die Frauen einen sozialen Aufstieg und werden sozial den Männern eher gleichgesetzt. Andererseits erleben Frauen in traditionellen Gesellschaften das Ende der reproduktionsfähigen Phase auch als Befreiung von der steten Gefahr schwanger zu werden. Der Mangel an Kontrazeptiva einerseits und die soziale Erwünschtheit von Kinderreichtum andererseits führen zu zahlreichen dicht auf einander folgenden Geburten, die nur durch Phasen der Schwangerschaft und Laktation unterbrochen werden. Phasen die generell großen somatischen Streß bedeuten. Auch das Ende dieser körperlich sehr anstrengenden Phase läßt Frauen in traditionellen Gesellschaften die Menopause als etwas Erfreuliches erleben. Darüber hinaus ist es vielen Frauen in patriachalischen Gesellschaften nach dem Ende ihrer reproduktionsgfähigen Phase erst überhaupt möglich allein das Haus zu verlassen, Besuche zu machen oder ökonomisch unabhängig zu werden. Es ist auch jenes Alter in dem Frauen meist Schwiegermütter werden und erstmals Kontrolle und Macht über die nächste Frauengeneration ausüben können.

Dennoch, obwohl die Kulturgebundenheit des klimakterischen Syndroms in zahlreichen Studien feministischer Anthropologinnen bestätigt wurde, müssen Zweifel artikuliert werden: Untersuchungen von Medizinern in traditionellen Gesellschaften ergaben, daß der Prozentsatz an Frauen, die unter klimakterischen Beschwerden leidet in traditionellen Gesellschaften nicht viel geringer wäre als in westlichen Gesellschaften.

Wie bereits in den vorangegangen Abschnitten erwähnt stellen umfassende interkulturelle Vergleiche über den Zeitpunkt der Menopause sowie das Auftreten des Klimakterischen Syndroms die Ausnahme dar. Auch die methodischen Probleme sind im vorigen Abschnitt erläutert worden. In den alten Monographien, wie bei Forel (1909), Buschan (1910) oder Bernatzik (1947) werden die verschiedensten Sitten, Gebräuche und Statusveränderungen, die mit dem Eintritt der Pubertät, der Heirat und des Todes verbunden sind, ausführlich beschrieben. Der Übergang von der reproduktionsfähigen zur postgenerativen Lebensphase wird von diesen Autoren jedoch nicht einmal erwähnt. Friedenthal (1911), der ein zweihändiges Werk über "Das Weib im Leben der Völker" verfaßt hat, erwähnt das Klimakterium ebenfalls nicht Ausnahmen stellen in diesem Zusammenhang das Werk von Heinrich Ploss und Max Barrels (1908) "Das Weib in der Natur- und Völkerkunde" sowie die Arbeit "Das Weib bei den Naturvölkern" von Ferdinand Freiherr von Reitzenstein (1923) dar. Ploss und Bartels (1908) bieten zunächst einen Überblick über den Zeitpunkt der Menopause bei den verschiedenen europäischen Völkern: So tritt die Menopause bei Berlinerinnen „höheren Standes“ durchschnittlich mit 47.1 Jahren, bei Berlinerinnen „niederen Standes“ mit 46.9 Jahren ein. In St.Petersburg hört die Mehrzahl der Frauen zwischen dem 40. und 50. Lebensjahr auf zu menstruieren. In Italien soll die Menopause zwischen dem 44. und dem 49. Lebensjahr eintreten, wobei die Norditalienerinnen die Menopause früher als die Mittelitalienerinnen, und diese die Menopause früher als die Süditalienerinnen erreichen sollten Türkinnen hören bereits mit 30 Jahren, Bosnierinnen mit 35 Jahren auf zu menstruieren. Ploss und Bartels (1908) beklagen in ihrem Werk auch die mangelhaften Informationen über das Klimakterium bei außereuropäischen Völkern und führen einige Beispiele für den Zeitpunkt der Menopause bei außereuropäischen Völkern an. Bei Kirgisinnen soll die Menopause mit 44 Jahren, bei Armenierinnen zwischen dem 40. und 45.Lebensjahr eintreten. Die beiden Autoren setzen das Eintreten der Menopause mit dem Zeitpunkt gleich, wenn die Frauen aufhörten Kinder zu gebären, was selbstverständlich nicht mit dem wahren Zeitpunkt der Menopause übereinstimmen muß. Tungusinnen und Ostjakinnen sollen mit mehr als 40 Jahren keine Kinder mehr gebären, während die Frauen der Nayer-Kaste in Indien bis zu ihrem 45. Lebensjahr hin fruchtbar blieben. Die Frauen der indischen Todas beendeten ihre reproduktionsfähige Phase durchschnittlich mit 37.4 Jahren, im Gegensatz dazu sollen die Frauen aus Kuba bis zu ihrem 50. Lebensjahr Kinder gebären. Für die Frauen von den Salomonen wird angenommen, daß sie bis zu ihrem 45. Lebensjahr fruchtbar bleiben, Frauen aus Sierra Leone sollen zwischen dem 35. und 40. Lebensjahr ihre reproduktionsfähige Phase beenden.

Ploss und Bartels (1908) setzen den Beginn des Klimakteriums nicht nur mit dem Ende der reproduktionsfähigen Phase gleich, sie orientieren sich auch an somatischen Veränderungen, am "Verblühen der Weiblichkeit". So sollen Maori Frauen mit 25 bis 30 Jahren aussehen, als wären sie 40 bis 55 Jahre alt. Ein frühzeitiges Verblühen und Erlöschen der Fortpflanzungsfähigkeit wird auch von den Warrau Indianerinnen in Guyana und den Coroados Indianerinnen in Brasilien berichtet. Als auffallend lang wird die fortpflanzungsfähige Periode der Kubanerinnen beschrieben, die von ihrem 13. bis zu ihrem 50. Lebensjahr Kinder gebären sollen. Peruanische Indianerinnen sollen spätestens in ihrem 40. Lebensjahr aufhören zu menstruieren. Berichten von Schliephake zufolge sollten die Eskimo Frauen vom Cumberland Sund besonders früh altern, nach Haven tritt bei Grönländerinnen das Klimakterium im 40. Lebensjahr ein. Bei Chinesinnen tritt die Menopause mit 40 Jahren ein, während Japanerinnen bis zu ihrem 50. Lebensjahr regelmäßig menstruieren sollen. Nach Kögel ist das extrem niedrige Heiratsalter in Java schuld daran, daß Javanerinnen nach dem 35. Lebensjahr keine Kinder mehr gebären. Banganesinnen sollen nach Finke bereits mit 20 Jahren ihre Fortpflanzung beendet haben.

Frühzeitige Heiraten werden häufig als Ursache für ein frühes Klimakterium bei Naturvölkern genannt. So sollen laut Berichten von Giffon du Bellay Gabon „Negerinnen“ bereits mit 20 Jahren den Eindruck eines alten Weibes machen, ebenso sollen die Schangalla Frauen im Alter von 20 Jahren bereits voller Runzeln sein und ebenfalls keine Kinder mehr zur Welt bringen. Während Abessinierinnen ab ihrem 30. Lebensjahr nicht mehr schwanger werden, wurde von Frauen aus Sierra Leone berichtet, daß sie auch mit 40 Jahren noch Kinder gebären könnten. De Rochebrune gibt den Zeitpunkt des Klimakteriums bei Woloff Negerinnen mit 35 bis 40 Jahren an, während Berchon behauptete, daß das Klimakterium bei Frauen aus Senegal erst mit 60 Jahren eintrete. Frauen aus Ober-Ägypten sollen nach Bruce sogar schon mit 11 Jahren ihr erstes Kind gebären, mit 16 Jahren jedoch bereits das Aussehen von 60 jährigen Engländerinnen haben. Von den Frauen Süd-Tunesiens berichtet Narbeshuber, daß sie jung "wirklich sehr schön" sein, daß sie jedoch durch die harten Lebensbedingungen bereits mit 30 Jahren verblühen und sodann die häßlichsten Weiber lieferten, die er je gesehen habe. Dieses Verblühen fällt jedoch nicht mit dem Klimakterium zusammen, da Narbeshuber an anderer Stelle vermerkt, daß bei den tunesischen Frauen das Klimakterium erst mit dem 50. in seltenen Fällen gar mit dem 55. Lebensjahr, eintrete. Was die Indianerinnen Nordamerikas betrifft, so sollen nach Daugherty die Omaha Indianerinnen, wie auch die übrigen Indianerinnen des gemäßigten Nordamerika, im 40. Lebensjahr aufhören zu menstruieren, Keating hingegen berichtet von Indianerinnen in Michigan, deren Menopause zwischen dem 50. und 60. Lebensjahr eintreten solle. Comfort berichtet, daß bei den Dakotas, Algonkin und Navajo die letzte Schwangerschaft stets vor dem 35. Lebensjahr eintrete, in vielen Fällen sogar vor dem 30. Lebensjahr. Die späteste Niederkunft, die Marden in der Mescalero Apache Reservation feststellen konnte trat im 44. Lebensjahr. Bei den Piutes und Shoshonen sollen sogar 45 jährige Frauen noch Kinder zur Welt bringen, bei den Crow und Creek sollen Frauen gar mit 48 Jahren noch niederkommen. Alle in diesem Abschnitt zitierten Angaben stammen aus Ploss und Bartels 1908. Darüber hinaus zitieren Ploss und Bartels (1908) eine Untersuchung von Currier über die Menopause nordamerikanischer Indianerinnen. Bedauerlicherweise führen die Autoren nicht an aus welchem Jahr die Untersuchung von Currier stammt. Dieser beschreibt das Menopausenalter bei den Sac und Fox Indianerinnen mit 48 Jahren, bei den Crow, Assiniboines und Uintah mit 40 bis 50 Jahren, bei den Apachen mit 42 bis 53 Jahren. Genauere Angaben macht Currier über den Zeitpunkt der Menopause bei den Cheyenne und Arapahoe sowie bei den Sioux. Von den 10 untersuchten Cheyenne und Arapahoe Frauen war die Menopause bei 2 Frauen mit 46 Jahren, 1 Frau mit 49 Jahren, 1 Frau mit 50 Jahren, 1 Frau mit 51 Jahren, 3 Frauen mit 54 Jahren, 1 Frau mit 57 Jahren und 1 Frau mit 73 Jahren eingetreten. Das mittlere Menopausenalter betrug 53.4 Jahre.

Zumindest das Menopausenalter von 73 Jahren ist ernsthaft zu bezweifeln.

Bei den 25 untersuchten Sioux Frauen trat die Menopause bei 1 Frau mit 38 Jahren, 4 Frauen mit 40 Jahren, 1 Frau mit 43 Jahren, 3 Frauen mit 45

Jahren, 2 Frauen mit 46 Jahren, 1 Frau mit 47 Jahren, 3 Frauen mit 48 Jahren, 1 Frau mit 49 Jahren, 3 Frauen mit 50 Jahren, 2 Frauen mit 51 Jahren, 1 Frau mit 52 Jahren, 1 Frau mit 53 Jahren und bei 2 Frauen mit 58 Jahren ein. Das mittlere Menopausenalter betrug 47.2 Jahre.

Was die biotischen und sozioökonomischen Veränderungen während des Klimakteriums betrifft, so diskutieren Ploss und Bartels (1908) lediglich Veränderungen des Körperbaus, besonders der Fettverteilung. Die Autoren beziehen sich jedoch nur auf den Körperbau von Europäerinnen und beklagen wieder den Umstand, daß so gut wie keine Informationen über das Klimakterium außereuropäischer Frauen vorliegen würden.

Nach Ploss und Bartels (1908) findet das Klimakterium bei außereuropäischen Völkern nur noch bei Ferdinand Freiherr von Reitzenstein (1923) Erwähnung. Dieser bietet in seinem Werk "Das Weib bei den Naturvölkern" einen kurzen Überblick über die somatischen Veränderungen, die bei Frauen während des Klimakteriums auftreten und beklagt daß über das Klimakterium bei den Naturvölkern keine ausreichenden Informationen vorlägen. Darüber hinaus gibt das Menopausenalter einiger außereuropäischer Völker an:

Kirgisinnen 44 Jahre
Sac und Fox Indianerinnen 48 Jahre
Crow und Assiniboin 40-50 Jahre
Uintah 40-50 Jahre
Apachen 42-53 Jahre
Cheyenne und Arapaho 46-57 Jahre
Sioux 40-58 Jahre

Er bezieht sich in erster Linie auf die bereits angeführte Arbeit von Ploss und Bartels (1908). Sowohl Ploss und Bartels (1908) als auch Reitzenstein (1923) beschrieben, daß die klimakterische Frau zunehmend männliche Züge annehme und auch ihre "Rasseneigentümlichkeiten" mit dem Klimakterium erlöschen würden. "Es ist charakteristisch für das Grundprinzip der Natur, daß das Weib seine Rasseneigentümlichkeiten nur in der Zeit seiner geschlechtlich wertvollen Lebensperiode trägt und während dieser Zeit mit dem ausgestattet ist, was wir weibliche Reize nennen" (Reitzenstein 1923).

Die nur oberflächliche und ungenügende Erforschung des Klimakteriums in außereuropäischen Gesellschaften stellt bis heute ein Problem dar. Ein gutes Beispiel für die bis heute unzureichende Forschungssituation sind die

Human Relation Area Files (HRAF). Diese Datensammlung beinhaltet Informationen über 700 verschiedene Gesellschaften. Die bereits erwähnte Untersuchung von Bart (1979) erbrachte jedoch, daß die Human Relation Area Files für lediglich 30 Gesellschaften Informationen über die Menopause und das Klimakterium aufweisen. Beyene (1989) bezeichnete die meisten Forschungsergebnisse interkultureller Vergleiche hinsichtlich des Klimakteriums als mystisch, anekdotenhaft und oberflächlich. Darüber hinaus handle es sich bei Berichten über das Klimakterium meist um "Nebenprodukte" anderer Forschungsschwerpunkte (Beyene 1989). Ardener (1975) und Griffen (1982) sahen die Ursache für diese unbefriedigende Forschungssituation zunächst in der Tatsache, daß die Mehrzahl der Ethnologen Männer wären und daher bereits allein aufgrund ihres Geschlechts nur wenig Interesse für die alternde Frau in außereuropäischen Gesellschaften aufbrächten. Darüber hinaus spiegle sich im Desinteresse an den Belangen der alternden Frau die alters- und frauenfeindliche Einstellung in jenen Gesellschaften wider, aus denen die meisten Forscher stammen (Ardener 1975, Griffen 1982). Eine weitere Schwierigkeit in der Dokumentation der Menopause ist die Tatsache, daß es in vielen Feldforschung nicht einmal möglich ist das exakte Lebensalter der Informanten zu erfassen, geschweige denn genaue Angabe über den Zeitpunkt der letzten spontanen Menstruation zu erhalten.

Statusveränderungen durch die Menopause

In traditionellen Gesellschaften wird das Alter zumeist sozial und nicht chronologisch definiert (Vivelo 1988). Das Lebensalter wird häufig in formeller Weise dazu verwendet Ordnung, Stabilität und Vorhersagbarkeit in die soziale Organisation zu bringen. In diesem Zusammenhang ist zwischen sogenannten Altersstufen und Altersklassen zu unterscheiden: In Altersstufen werden Menschen nach ihrem Lebensalter eingeordnet, Altersklassen hingegen sind Personengruppen, die sich aus Mitgliedern gleicher Altersstufe zusammen setzen (Vivelo 1988). Der Übergang von einer Altersstufe zur nächsten ist meist durch Übergangsriten, sogenannte Rites de Passage gekennzeichnet. Darüber hinaus führt der Übergang von einer Altersstufe zur nächsten häufig zu Veränderungen des Status der Person. Die Menopause, d.h. das Ende der potentiell fertilen Phase im Leben der Frau kann ebenfalls als biotischer und sozialer Übergang in eine neue Altersstufe gedeutet werden. Die Einstellung der Frau zur Menopause sowie durch die Menopause bedingte Statusveränderungen waren Gegenstand zahlreicher Studien (Neugarten et al 1963, Maoz et al 1970, Flint 1975, Friedel 1975, Neugarten und Gutmann 1975, Griffen 1977, Bart 1979, Flint und Garcia 1979, Fry 1980, Davis 1982, Flint 1982, Beyene 1984, Davids 1984, Leiblum und Swartzmann 1986). Bereits Van Gennep (1906) führt in seinem Werk "Rites de Passage" die Menopause als besonderen Lebensabschnitt an. Er charakterisiert die Menopause mit drei Punkten:

1. Mit dem Ende der generativen Lebensphase sind keine besonderen Riten verbunden
2. Die Menopause stellt den Beginn einer neuen Lebensphase dar
3. Der frühere Status der Frau wird durch die Menopause umgekehrt.

Die Tatsache, daß die Menopause wohl den Beginn eines neuen Lebensabschnittes darstellt, jedoch durch keine auffallenden Riten gekennzeichnet ist, wird von du Toit (1984) bestätigt. Dennoch führt du Toit ein Beispiel für eine "Menopausen-Zerimonie" an: Es handelt sich hierbei um die Meo Nord-Thailands.

"Each village has what is called a playground where the younger people assemble after a hard day's work in the field an pari off. Sex is available and happy. They also have a menopause ceremony for the older women. When a women goes through the menopause she has a celebration if she can afford it. It is the only culture which I know of which celebrates the menopause in a positive manner. The women gains some of the social attributes of a man. For instance, she is allowed to plant the first rice in the fields, which previously only men could do. This ceremony is a great celebration for all the family and the whole village is invited to it. It involves killing a good many ducks and pigs and is obviously expensive. Also, caution, has to be exercised. One woman went through the ceremony and then her husband died - she remarried which manifestly proved that she was a woman again. This meant that the new husband had to pay back her original family for all the animals that had been killed for the ceremony. Another woman had a child after the ceremony and she had to repay many ducks and pigs". (du Toit 1984)

Das Fehlen von auffälligen Riten erklärt sich einfach dadurch, daß die Menopause nur retrospektiv bestimmt werden kann. Man kann bei keiner Menstruationsblutung a priori sagen, daß es sich dabei um die letzte gehandelt hat. Es besteht immer noch die Möglichkeit, daß nach einer gewissen Zeit eine weitere Blutung folgt. Ein Termin für allfällige Riten ist so nur schwer festzusetzen. Darüber hinaus ergibt sich in Gesellschaften mit natürlicher Fertilität, d.h. ohne Kontrazeptiva ein weiters Problem: Während der Schwangerschaft findet naturgemäß keine Menstruationsblutung statt. Diese physiologische Amenorrhoe setzt sich während der anschließenden Laktationsperiode fort. Die hormonellen Veränderungen während des Stillen z.B. hohe Prolaktin Konzentrationen und die hohen Energiekosten der Laktation verhindern vor allem in nicht überernährten Gesellschaften das Auftreten ovulatorischer Zyklen und zögern so die nächste mögliche Schwangerschaft hinaus. Menstruationen stellen daher in Populationen mit natürlicher Fertilität die Ausnahme dar, das Leben der Frauen ist geprägt von Schwangerschaften, Stillperioden und daher einer physiologischen Amenorrhoe. Schon allein aus diesem Grund ist die letzte spontane Menstruation sehr schwer zu identifizeren. Bei der Mehrzahl der Frauen setzt nach der letzten Schwangerschaft und Stillperiode die Menstruation einfach nicht mehr ein. Die letzte spontane Blutung wird daher gar nicht als gesondertes Ereignis wahrgenommen.

Van Gennep vermerkt dennoch, daß mit der Menopause, auch wenn sie durch keine spektakulären Riten begleitet wird, erhebliche Statusveränderungen der Frau einhergehen. Die Feststellung, daß sich der frühere Status der Frau durch die Menopause umkehrt bedeutet, daß Frauen, die während ihrer reproduktionsfähigen Phase einen niedrigen Status hatten, durch die Menopause gesellschaftlich aufgewertet werden, während Frauen deren Status während der fertilen Phase hoch war, nach der Menopause eine Abwertung erfahren. Diese Beobachtung Van Genneps deckt sich mit zahlreichen Untersuchungen aus der jüngeren Vergangenheit (Flint 1975, Friedel 1975, Neugarten und Gutmann 1975, Maoz et al 1977, Bart 1979, Brown 1979).

Auch Simone de Beauvoir (1970) weist in ihrer Werk "Das Alter" darauf hin, daß die Menopause in bestimmten Gesellschaften für die Frau Vorteile mit sich brächte. Da die Frau nach dem Ende ihrer Reproduktionsfähigkeit als nicht mehr geschlechtlich betrachtet wird, werden verschiedene Nahrungstabus aufgehoben, sie kann an kultischen Handlungen teilnehmen, rauchen und auch räumlich Plätze einnehmen, die bislang nur Männern vorbehalten waren. Ursache für diese positiven Veränderungen im Status der Frau ist meist die Tatsache, daß bei der postmenopausalen Frau keine Menstruationsblutungen mehr auftreten. Die Menstruation wird in vielen Gesellschaften als bedrohlich empfunden, die menstruierenden Frauen gelten als unrein, werden von der Gemeinschaft in sogenannte Menstruationshütten abgesondert oder zumindest mit den verschiedensten Tabus belegt (u.a. Ploss und Bartel 1907, Reitzenstein 1923, Schlehe 1987, Püschel 1988). Bereits Lowie (1931) bezeichnet die Menstruation und die mit ihr verbundenen Tabus als Ursache für den geringen Einfluß gebärfähiger Frauen bei religiösen bzw. rituellen Handlungen. Er bemerkt jedoch, daß postmenopausale Frauen sehr wohl aktiv eben an diesen religiösen Zeremonien teilnehmen, von denen sie in ihrer fertilen Lebensphase ausgeschlossen waren. Derartige Veränderungen betrafen nicht nur Frauen in traditionellen Gesellschaften. In unserer vom Christentum und griechisch-römischer Antike geprägten Kultur, wurden die Ansichten zur Unreinheit menstruierender Frauen direkt aus der Bibel und von antiken Autoren übernommen: So wurde die Unreinheit menstruierender Frauen in der Gesetzgebung von Moses bereits festgelegt. *„Wenn eine Frau den Blutfluß hat, so soll sie für sieben Tage als unrein gelten. Wer sie berührt wird unrein bis zum Abend. Und alles worauf sie liegt solange sie ihre Zeit hat wird unrein und alles worauf sie sitzt wird unrein. Erst eine Woche nach der Blutung soll die Frau wieder rein sein und Tauben als Sühneopfer darbringen"*

Die Idee der Unreinheit und Giftigkeit des Menstruationsblutes war bei hellenischen Ärzten und Philosophen noch nicht verbreitet. Für Aristoteles stellte das Menstruationsblut ein Analogon zum männlichen Samen dar, wobei es sich dabei nur um einen „halbgekochten" Samen handelte. Der männliche Same enthielt nach seiner Schule das lebensspendende, formgebende Element, während die Frau mit ihrem Menstruationsblut lediglich die kalte Materie für den neuen Menschen lieferte. Erst der römische Autor Plinius verankerte im 1.Jahrhundert unserer Zeitrechnung den Vorstellungskomplex von der Giftigkeit des Menstruationsblutes. Seine detaillierten Beschreibung wurden tradiert und beeinflußten in Kombination mit den Vorstellungen des Alten Testaments Volksglauben und Volksmedizin im Abendland noch lange Zeit. Nach Plinius erzielte die menstruierende Frau folgende negativen Effekte:

„Unter ihrem Einfluß, durch ihre Berührung, aber oft auch nur durch die Kraft ihrer Augen versauert der Wein, verdorren die Früchte, werden die Waffen und Messer stumpf, setzen Metalle Rost und Grünspan an. Hunde die Menstruationsblut lecken bekommen die Hundswut und ihr Biß infiziert andere mit dem unheilbaren Gift. Der Koitus mit menstruierenden Frauen bringt Männer in Gefahr und Krankheit. Schwangere Stuten abortieren unter dem Blick von zum erstenmal menstruierenden Jungfrauen"

Plinius konnte dem Menstruationsblut jedoch auch positive Seiten abgewinnen: *„Es besitzt Heilkraft gegenüber manchen Krankheiten, übt einen günstigen Einfluß auf Gewitter und Sturm aus, schreitet eine menstruierende Frau über ein Feld so vernichtet sie das Ungeziefer"*.

In Kombination mit den Aussagen des Alten Testaments bestimmten derartige Ideen den Umgang mit menstruierenden Frauen bis ins Mittelalter. Hildegard von Bingen sah in der Menstruation eine Strafe für den Sündenfall Evas, billigte ihr jedoch eine reinigende Wirkung zu. In mittelalterlichen Nonnenklöstern mußten die Ministrantinnen postmenopausale Nonnen sein, damit man sicher gehen konnte, daß keine der Ministrantinnen während der Messe menstruiere.

Es darf jedoch nicht vergessen werden, daß die Statusveränderungen, die die Frau zur Zeit ihres Klimakteriums erfährt, nicht ausschließlich physiologischer Natur sind, sondern auch ökonomische und soziale Ursachen haben.

Griffen (1977) verglich mit Hilfe der Human Relation Area Files (HRAF) Verhaltensänderungen, die mit der Menopause einhergehen. Da nur 10% der Human Relation Area Files brauchbare Hinweise für die Untersuchung von Griffen lieferten, lassen sich aus Griffens Ergebnissen keine allgemeingültigen Schlüsse ziehen. Griffen konnte in acht Gesellschaften überhaupt keine Veränderungen hinsichtlich Status oder Verhalten der menopausalen Frau finden. In der Mehrzahl der in die Analyse einbezogenen Gesellschaften fand jedoch eine Aufwertung der Frau statt. Aufwertung meint in diesem Fall verstärkte Teilnahme an sozialen Aktivitäten, generell größere Freiheit, sowie die Übernahme von Rollen, die sonst nur Männern vorbehalten waren. Diese positiven Veränderungen für den sozialen Status der postmenopausalen Frau kann man in Ghana, ländlichen Bereichen Irlands, Teilen Mikronesiens, Taiwan sowie in ländlichen Gebieten Mexikos beobachten. Besondere soziale und spirituelle Macht erlangen die postmenopausalen

Frauen im ländlichen Iran, Mexiko, bei den südamerikanischen Munducuru und den Winnebago Indianern (Griffen 1977).

Flint (1974, 1975) verglich die Einstellung zur Menopause sowie Statusveränderungen durch die Menopause von 483 indischen Frauen, der Rajput Kaste aus Rajestan mit der weißer Nordamerikanerinnen. Die indischen Frauen erfuhren durch die Menopause eine erhebliche Aufwertung ihres sozialen Status. Sie nahmen eine bedeutende Rolle im öffentlichen Leben ein, hatten die Freiheit andere Haushalte zu besuchen und konnten sich im eigenen Haushalt im selben Raum wie die Männer aufhalten. Darüber hinaus war es ihnen nun möglich mit den Männern gemeinsam Mahlzeiten einzunehmen, zu scherzen und an den Gesprächen der Männer teilzunehmen. Klimakterische Beschwerden waren den Frauen unbekannt, keine gab an jemals unter Hitzewallungen, Depressionen, Schwindel oder anderen typischen somatischen oder psychischen Symptomen, die mit dem Klimakterium assoziiert sind, gelitten zu haben. Im Gegensatz dazu, zeigte die nordamerikanische Vergleichsgruppe typische Symptome des Klimakterischen Syndroms. Flint (1975) schloß aus diesem Resultat, daß der positive Statuswechsel mit dem Eintritt der Menopause bei den indischen Frauen zu einer positiven Einstellung zum Klimakterium und zur Menopause führte. In der Folge traten typische klimakterische Symptome gar nicht auf, oder wurden zumindest nicht als solche wahrgenommen. Die Nordamerikanerinnen jedoch, erfuhren durch das Klimakterium einen deutlichen Statusverlust, ihre Kinder hatten oder waren eben dabei den mütterlichen Haushalt zu verlassen, ihre Ehemänner durchlebten selbst gerade ihre Midlife-crisis und suchten bei jüngeren Frauen eine Bestätigung ihrer Männlichkeit. Die Frau fühlt sich nutzlos und mit ihren Problemen allein gelassen. Selbstverständlich ist ein direkter Vergleich der Statusänderungen der beiden Stichproben nicht möglich. Während die Statusaufwertung der indischen Frauen durch das Ende ihrer Menstruationsblutungen und das Ende des damit verbundenen periodischen Unreinwerdens bedingt ist, steht das Flügge-werden der Kinder sowie die Eskapaden des Ehemannes nicht in direktem Zusammenhang mit dem Ende der Fruchtbarkeit der Frau. Dennoch fallen diese Ereignisse rein zeitlich mit dem Klimakterium zusammen und führen so zu einer negativen Einstellung der Frau zu diesem Lebensabschnitt (Flint 1975). Die Unterscheidung von Statusveränderungen, die unmittelbar mit dem Ende der Menstruationsblutungen zu tun haben und solchen, die nur zeitlich mit dem Klimakterium koinzidieren, ist wichtig. Ein gutes Beispiel hierfür stellen die Fulani Frauen aus dem westafrikanischen Sahel dar (Stenning 1958). Die Fulani sind typische Rindernomaden des Sahel. Bei der Hochzeit und der Geburt ihrer Kinder erhält die Fulani Frau prächtig dekorierte Kalebassen, die als Symbol für bedeutende sozioökonomische Stellung der Frau in ihrer Familie gelten. Bei der Heirat der Töchter schenkt die Frau ihre Kalebassen an ihre Tochter weiter. Wenn die letzte Tochter heiratet, verschenkt die Fulani Frau auch ihre letzte Kalebasse und ihre Rolle in der Familie geht damit endgültig auf ihre Töchter über. Die Söhne erhalten bei ihrer Heirat die Rinder der Mutter. Mit der Heirat ihres letzten Sohnes trennt sich die Frau somit von ihrem letzten Rind. Die Kalebassen, die die Frau als Geschenke zu ihrer Hochzeit bzw. zu ihren Geburten erhalten hat, symbolisieren auch den Wert der fertilen Frau. Mit dem Verschenken dieser Symbole büßt die Frau den Wert ihrer fertilen Lebensphase ein. Dieses symbolische Ende der fertilen Phase muß selbstverständlich nicht mit dem physiologischen Ende dieses Lebensabschnitts zusammenfallen, häufig ist dies jedoch der Fall. Stenning (1958) beschreibt die Frau, die alle Symbole ihres Status an die nächste Generation abgegeben hat, als "sozial tot". Die Frau verläßt ihren Ehemann, zieht zu ihrem ältesten Sohn, sie lebt nur noch am Rande der Gesellschaft, was sich auch räumlich darin äußert, daß sie am Rande des Wohnbereichs ihres Sohnes lebt. Stenning (1958) hat keine Erhebung über das Auftreten klimakterischer Symptome bei den Fulani durchgeführt, nach Flint's (1975) Argumentation müßten diese jedoch schwer sein. Die Beschreibung der sozialen Statusveränderungen der Fulani Frauen entspricht auch den tiefenpsychologischen Theorien Helene Deutschs (1944). Diese beschreibt die postmenopausale Frau folgendermaßen: " Die postmenopausale Frau hat ihr natürliches Ende, ihren teilweisen Tod als Dienerin ihrer Art erreicht" (Deutsch 1944). Das Klimakterium und die Menopause dürfen nicht ausschließlich als physiologische Ereignisse angesehen werden, auch soziale und wirtschaftliche Faktoren spielen bei den Statusveränderungen, die in diesem Lebensabschnitt auftreten, eine bedeutende Rolle. Diese sozioökonomischen Veränderungen und das physiologisch bedingte Klimakterium koinzidieren in vielen Fällen zeitlich, sollten jedoch nicht verwechselt werden. Dennoch kann es zu wechselseitigen Beeinflussungen physiologischer und sozioökonomischer Bedingungen kommen, was sich in Summe auf die Einstellung zum und den Verlauf des Klimakteriums auswirkt. In patriarchalischen Gesellschaften verlassen Frauen mit ihrer Heirat den elterlichen Haushalt und ziehen in den meisten

Fällen ins Elternhaus des Ehemannes. Ihre Kontakte zu zum Elternhaus besonders zur Mutter werden nach der Heirat meist gering. Sie geraten völlig unter Kontrolle ihrer Schwiegermutter, die eine soziale und ökonomische Macht über die junge Frau ausübt. Diese Lebensumstände führen zu einem enormen Streß während der reproduktionsfähige Phase im Leben der Frauen zumindest bis zur Geburt des ersten Sohnes. Die Heirat des erstgeborenen Söhnen steht meist in zeitlicher Koinzidenz mit der Menopause. Obwohl es sich dabei um zwei völlig unabhängige Ereignisse handelt fallen sie doch oft zusammen. Die Schwiegermutter selbst, ist zu diesem Zeitpunkt meist bereits gestorben. Das neue Dasein als Schwiegermutter wertet die Frau in ihrem Status stark auf. Sie ist es jetzt die Macht über ihre Schwiegertöchter ausüben kann, Arbeiten delegieren kann. Diese Veränderungen tragen in hohem Maße dazu bei, daß die physiologischen Veränderungen der Menopause gar nicht bemerkt oder positiv bewertet werden.

Die Fulani Frau sieht zur Zeit ihres Klimakteriums ihre Rolle sowohl im Reproduktionssystem als auch im Produktionssystem ihrer Gesellschaft als beendet an. Ihre physiologische Fertilität endet etwa zur gleichen Zeit, wenn sie sich von ihren Rindern und ihren Kalebassen trennen muß, um diese an ihre nun erwachsenen Kinder weiterzugeben. Die Frau sieht sich sowohl in physiologischer als auch in ökonomischer und sozialer Hinsicht am Ende ihrer Möglichkeiten (Kaufert 1982). Unter anderen ökonomischen Verhältnissen jedoch kommt es in dieser Lebensphase zu einer Verbesserung der Stellung der Frau: In Gesellschaften, in denen die Frauen die Produkte und Resourcen der Hauswirtschaft kontrollieren, und diese, wie in Westafrika üblich, auf Märkten selbst verkaufen, erreichen die Frauen in diesem Lebensalter eine weitere wirtschaftliche Aufwertung.

Flint (1975) berichtet auch von Statusveränderungen bei den Hutterern South Dakotas, die nicht unmittelbar durch die Menopause bedingt sind, jedoch zeitlich häufig mit dem Klimakterium koinzidieren. Im Alter von 45 bis 50 Jahren werden die Frauen von schweren Arbeiten befreit und übernehmen eine wichtige Stellung in Familie. Im Gegensatz dazu eröffnet das Ende der Menstruationsblutungen, also die Menopause den Ulithi Frauen aus Mikronesien die Möglichkeit Medizinfrau zu werden und den Bantu Frauen des südlichen Afrika eine bedeutende Rolle bei religiösen oder zeremoniellen Riten einzunehmen (Townsend and Carbone 1980).

Keinen Einfluß des Status auf die Einstellung zur Menopause bzw. auf das Auftreten klimakterischer Beschwerden konnte Davis (1982, 1984) bei den

Frauen eines Neufundländischen Fischerdorfes feststellen. Obwohl diese Frauen durch die Menopause keine Abwertung ihres hohen gesellschaftlichen Status erfahren, sehen sie Klimakterium keinen positiven Lebensabschnitt, klimakterische Symptome treten häufig auf.

Einen deutlichen Einfluß der sozialen Stellung der Frau sowie ihrer Einstellung zum Klimakterium auf das Auftreten und den Schweregrad klimakterischer Beschwerden beschrieben auch Van Keep und Kellerhals (1974) in ihrer Studie an Schweizer Frauen. Flint und Garcia (1979) verglichen die Einstellung zum Klimakterium bei jüdischen und kubanischen Frauen aus New Jersey. Silverman (1967) analysierte die Statusveränderungen klimakterischer Frauen in einem italienischen Dorf und verglich diese mit Frauen aus den USA. Dowty (1971) untersuchte die den Einfluß von Statusänderungen auf das Erleben des Klimakteriums bei 5 verschiedenen ethnischen Gruppen aus Israel. Trotz unterschiedlicher Einstellung zum Klimakterium und unterschiedlichen Statusveränderungen, war das Auftreten klimakterischer Symptome nur mit dem allgemeinen Gesundheitszustand der Frauen in Verbindung zu bringen (Dowty 1971).

Einen weiteren interkulturellen Vergleich der Einstellungen der Frau zum Klimakterium und den Einfluß dieser Einstellung auf das Erleben des Klimakteriums stellt die Untersuchung von Lock (1991) dar. In dieser Studie wurde das Erleben der Menopause von Japanerinnen und US Amerikanerinnen verglichen.

Positive Veränderungen des Status nach dem Ende der reproduktionsfähigen Phase werden auch für die !Kung San (Biesele und Howell 1981), die Salish (Amoss 1981), die Chipewyan (Sharp 1981), die Asmat (van Arsdale 1981), die Kirgisen (Shahrani 1981), Chinesinnen aus Taiwan (Harrell 1981), die Maori (Sinclair 1985), die Bewohner der mikronesischen Insel Etal (Nason 1981), die Bewohner der Fidschi Inseln (Quain 1948), die Balinesen (Mead 1950), khantische Frauen (Mandelstamm Balzer 1981), Maya Indianerinnen aus Mexico (Beyene 1984), Griechinnen der Insel Evia (Beyene 1984), Inderinnen aus Andrah Pradesh (Hiebert 1981) sowie indische Sikh Frauen in Kanada (Georg 1988) beschrieben. Darüber hinaus werden positive Statusveränderungen und eine positive Einstellung zum Ende der fruchtbaren Phase im Leben der Frau für folgende Gesellschaften beschrieben: Für die farbigen Bewohner der Karibik (Kern 1980), für Mexikanerinnen aus ländlichen Regionen (Bewies 1963), für die Munducuru (Murphy und Murphy 1974), für die Zapoteken (Chinas 1973), für Roma

(Trigg 1973), für Thai-Frauen (De Young 1955, Blanchard 1958). Auch in zahlreichen islamischen Gesellschaften ist die Menopause mit einer Statusaufwertung der Frau verbunden (Maher 1978, Trapper 1978, Capranzano 1980, Saunders 1980). Mit der unterschiedlichen Einstellung der Frau zu Menopause beschäftigen sich die Studien von Skultans 1970, Goodmann et al 1977, Griffin 1977, 1982, Maoz et al 1977, Townsend und Carbone 1980, Lock 1982, Wilbush 1982, Wirkt 1983, Beyene 1989 sowie Lock 1991.

Vor allem der Begriff der "Alten Frau" wird häufig als positiv gewertet. Alter ist kein Stigma sondern ein geachteter, erstrebenswerter Zustand (Amoss und Harrell 1981), wobei jedoch zu bedenken ist, daß Alter dann nicht immer als quantitativer Begriff anzusehen ist. So gilt bei den Bontoc Igorot auf den Phillippininen bereits eine 35 jährige Frau als alt und in der Folge als angesehen (Jenks 1905). Dies gilt auch für die Waropen auf NeuGuinea (Held 1957), für Plains Indianer (Dorsey 1884, Denig 1930) sowie kanadische Inuit (McElroy 1975). In China z.B. gilt es als besonderes Kompliment als "alt" bezeichnet zu. Das Ende der fertilen Phase der Frau führt nicht nur zu einer Statusänderung der Frau sondern auch zu einer Veränderung der Geschlechterrolle der Frau. Die postmenopausale Frau gilt nicht länger als "Frau" sondern als geschlechtsneutral oder gar als männlich (Du Troit 1984). Ein typisches Zeichen dieses "Geschlechtswechsel" ist z.B. das Abscheren des Kopfhaares der postmenopausalen Khmer-Frauen (Ebihara 1968).

Das Klimakterische Syndrom im interkulturellen Vergleich

Die zentrale Frage der kulturanthropologischen Erfassung der menopausalen Frau stellt die Analyse klimakterischer Beschwerden in außereuropäischen Gesellschaften dar. Entsprechend der Hypothese von Marcha Flint handelt es sich bei klimakterischen Beschwerden bzw. der negativen Bewertung physiologischer Prozesse während dieses Lebensabschnitts um ein kulturabhängiges Phänomen. Ergebnisse rezenter medizinisch orientierter Untersuchungen sprechen gegen eine ausschließliche Kulturgebundenheit der Bewertung menopausaler Beschwerden.

Die menopausale Frau in Afrika

Eine Analyse afrikanischer Untersuchungen zeigte, daß das Postulat von Marcha Flint nur bedingt anwendbar ist (Kirchengast 1994). Der Vergleich der klimakterischen Symptomatik von 5 afrikanischen Stichproben mit einer österreichischen Stichprobe zeigte einerseits, daß die Menopause der Österreicherinnen signifikant später eingetreten war und auch die Inzidenz klimakterischer Beschwerden in Österreich höher war, daß jedoch nur eine !Kung San Stichprobe aus Botswana als völlig beschwerdefrei angesehen werden konnte. Die Situation der menopausalen Frau in Afrika war bisher nur äußerst selten Gegenstand anthropologischer/ ethnologischer oder medizinischer Forschungen. Dabei sind Untersuchungen über den Zeitpunkt der Menopause, des Klimakterischen Syndroms und mit der Menopause assoziierten Erkrankungen, (z.B. Brustkrebs) von solchen Studien zu unterscheiden, die sich mit dem Statuswandel der klimakterischen Frau beschäftigen.

Das Menopausenalter in Afrika

Die meisten Studien, die sich mit dem Zeitpunkt der Menopause in afrikanischen Populationen auseinandersetzen, stammen aus der Republik Südafrika. Bereits 1960 untersuchten Abramson et al das Menopausenalter von 1000 Zulu Frauen. Das mittlere Menopausenalter dieser Stichprobe betrug 47.70. Die ebenfalls 1960 durchgeführte Studie von Benjamin an weißen Südafrikanerinnen ergab, daß bei diesen die Menopause mit 48.70 Jahren, also ein Jahr später als bei den Zulu Frauen, eintrat. 1971 verglich Frere das Menopausenalter von weißen Südafrikanerinnen mit dem von südafrikanischen Bantu Frauen. Dabei zeigte sich, daß bei den Bantu die letzte spontane Menstruationsblutung (x = 50.70) deutlich früher stattfand als bei den weißen Südafrikanerinnen (x = 51.44). Walker et al (1984) verglichen den Zeitpunkt der Menopause zwischen zwei verschiedenen Gruppen von schwarzen Südafrikanerinnen. Die erste Gruppe umfaßte 1850 Frauen aus drei ländlichen Siedlungsgebieten, Kangwane, 275 Meilen östlich von Johannesburg, Lebowa 270 Meilen nördlich von Johannesburg und Bophuthatswana. Die zweite Gruppe umfaßte 1255 Frauen aus Soweto. Es zeigte sich, daß die Menopause bei den Frauen aus den ländlichen Siedlungsgebieten (x = 49.50) deutlich später eintrat als bei den Frauen aus Soweto (x = 48.90). Als Ursache für diesen Stadt-Landunterschied zogen die Autoren vor allem die schlechten Lebensbedingungen der Frauen in Soweto in Betracht. Okonofua et al (1990) untersuchten das Menopausenalter von 563 Yoruba Frauen aus Nigeria. Das mittlere Menopausenalter dieser Stichprobe betrug 48.40 Jahre. Die Autoren versuchten auch Zusammenhänge zwischen dem Zeitpunkt der Menopause und verschiedenen möglichen biotischen und sozioökonomischen Einflußfaktoren zu überprüfen. Dabei konnte kein Zusammenhang zwischen Menopausenalter und Wohnort, Menarchealter, Geburtenanzahl, sozialem Status und Nikotinkonsum festgestellt werden.

Moore und Kombe (1991) befragten 50 Frauen aus Muheza in Tansania über das Auftreten und den Schweregrad verschiedener klimakterischer Beschwerden. Dabei ermittelten sie auch das Menopausenalter (x = 47.28) der untersuchten Frauen. Die einzige genaue Angabe über den Zeitpunkt der Menopause bei Khoisan stammt von Nancy Howell (1979), die das mittlere Menopausenalter der Dobe !Kung mit 47.50 Jahren angibt.

Vergleicht man das Menopausenalter der einzelnen Populationsgruppen, der Schwarzafrikanerinnen, der Europäerinnen und der Khoisan Frauen so zeigen sich deutliche Unterschiede. Am frühesten tritt die Menopause bei den Khoisan (x = 47.50), am spätesten bei den europäischen Ursprungs (x = 50.10) ein. Bei den Frauen schwarzafrikanischen Ursprungs treten die letzten spontanen Menstruationsblutungen durchschnittlich mit 48.70 Jahren auf. Diese deutlichen Unterschiede sind zunächst biotisch bedingt, da der Zeitpunkt der Menopause in hohem Maße genetisch determiniert ist und durch die Veränderungen der Sexualhormonkonzentrationen während des Klimakteriums bedingt ist. Was diese Veränderungen auslöst ist bis heute nicht eindeutig geklärt, doch scheint vor allem die Körperform und im besonderen der Anteil an subkutanem Fettgewebe von großer Bedeutung zu sein (Sherman et al 1981, Kirchengast 1993b). Das subkutane Fettgewebe kann auch als sekundäre Hormondrüse bezeichnet werden, da hier die Umwandlung, die Aromatisierung von Androgenen, vor allem Androstendion zu Östrogenen, vor allem Östron stattfindet. Da es im Klimakterium zu einer Drosselung der Östrogenproduktion in den Ovarien kommt, gewinnt gerade in diesem Lebensabschnitt das Unterhautfettgewebe als Östrogenlieferant an Bedeutung (Longscope 1979, Longscope et al 1980). Der geringe Fettanteil der Khoisan könnte daher Ursache für den besonders frühen Eintritt der Menopause sein.

Auch die Art der Ernährung beeinflußt die Sexualhormonkonzentrationen und somit den Zeitpunkt der Menopause (Saxena et al 1972, Hill et al 1980, Barbosa et al 1990, Bryan Pedersen et al 1991, London et al 1991, Tarasuk und Beaton 1991). Die traditionelle Ernährung mit einem hohen Anteil an Vegetabilien führt zu niedrigeren Östrogen- und höheren Gonadotropinkonzentrationen und somit zu einer Vorverlegung der Menopause (Hill et al 1980). Dies dürfte ein weiterer Grund für die frühe Menopause bei den Khoisan sein. Ebenso scheinen die Ernährung und die schlechten Lebensbedingungen schwarzer Frauen in der Republik Südafrika für das frühere Eintreten der Menopause der schwarzen Frauen im Vergleich mit weißen Frauen verantwortlich zu sein.

Stichprobe	Menopausenalter
Österreich	49.9
Großbritannien	50.8
Südafrika (Zulu)	47.7
Südafrika (Bantu)	48.9
Tansania (Bantu)	47.3
Nigeria (Yoruba)	48.4
Ghana	48.1
Botswana (Dobe !Kung)	47.5

Tabelle 12: Das Menopausenalter in Afrika

Statusveränderungen der postmenopausalen Frau in Afrika

In der Mehrzahl der afrikanischen Gesellschaften ist die Menstruation mit zahlreichen Tabus belegt. Die menstruierenden Frauen sind von zahlreichen Tätigkeiten ausgeschlossen und werden von der Gemeinschaft auch räumlich getrennt (Schlehe 1987, Püschel 1988). So berichten bereits Ploss und Bartels (1908), daß an der Guinea-Küste menstruierende Frauen in Hütten zurückziehen mußten, die etwa 50 bis 100 Meter vom Dorf entfernt waren.

Der Kontakt mit anderen Personen war ihnen untersagt. Menstruierende Ashanti Frauen durften nach Granville und Roth (1899) nicht im Haus ihres Ehemannes schlafen und das Fetischhaus nicht betreten. Wenn sie ihr Dorf aufsuchen wollten mußten sie Nebenwege benutzen, die Hauptstraße sowie das Betreten des Dorfes durch das Haupttor war ihnen untersagt. Die Ibu in Südost-Nigeria verlangten von ihren Frauen, daß diese während der Menstruation das Haus nicht verlassen durften (Ploss und Bartels 1908). Nach Crawford (1910) darf bei den Stämmen am unteren Kongo eine menstruierende Frau keine Nahrung für ihren Mann kochen und auch nichts anassen, was einem Mann gehört. Darüber hinaus darf sie den Gruß eines Mannes nicht erwidern. Die Khoi-Khoi kannten ebenfalls sogenannte Menstruationshütten, darüber hinaus kennzeichneten sich ihre menstruierenden Frauen durch eine bestimmte Gesichtsbemalung. In Uganda müssen Töpfe, die eine Menstruierende berührt hat, zerstört und Schilde, die sie durch ihre Berührung entehrt hat, gereinigt werden (Weideger 1976).

Dies waren nur einige wenige Beispiele für Restriktionen denen menstruierende Frauen in afrikanischen Gesellschaften unterworfen waren und sind. Allein die Tatsache, daß Frauen jeden Monat für 4 bis 5 Tage von der Gemeinschaft ausgesondert werden, sich bei ihrer Rückkehr Reinigungsritualen unterziehen müssen und ihnen suggeriert wird, daß ein rein physiologischer Vorgang wie die Menstruationsblutung Unglück bringe und für die Gemeinschaft gefährlich wäre, führt dazu, daß die Menstruation und somit die gesamte fertile Lebensphase für die Frau etwas beschwerliches und unangenehmes ist. Dazu kommen noch die Strapazen von zahlreichen Schwangerschaften und Geburten. Für viele Frauen wird daher die Menopause, also jener Zeitpunkt wenn alle die genannten Unbillen der Vergangenheit angehören als etwas befreiendes und positives erlebt (Wilbush 1982). Da auch die Gemeinschaft sich durch die monatlichen Blutungen nicht mehr bedroht fühlt kommt es häufig zu Statusveränderungen der Frau nach der Menopause. Die menopausale Frau wird nicht mehr als Frau betrachtet, sondern in vieler Hinsicht den Männern gleichgestellt. Zulu Frauen, zum Beispiel, können nach ihrer Menopause spirituelle Rollen übernehmen, die bis dahin nur den Männern vorbehalten waren (Onwuejeogwu 1975, Wilbush 1982). Bei den BaThonga obliegt es den klimakterischen Frauen, die Waffen der Krieger zu reinigen (Junod 1962). Eine bedeutende Änderung, vor allem Verbesserung des Status nach der Menopause beschrieb Gelfand (1959) für die Mashona Frauen in Zimbabwe.

Dies gilt auch für die Lugbara Frauen aus Uganda (Middleton 1966), die nach der Menopause sogenannte „Big woman“ werden, in ihren sozialen Aufgaben und Verantwortungen den Männern gleichgestellt sind und Autoritätspersonen für ihre Kinder und Verwandten werden (Middleton 1966). Diese gesellschaftliche Aufwertung der menopausalen Frau gilt für fast alle afrikanischen Gesellschaften (Baxter und Butt 1953, Wagner 1960, Paulme 1963, Basden 1966, Herrick 1969, Nukunya 1969). Bei den Qmant in Äthiopien nimmt die postmenopausale Frau eine Mittelstellung zwischen Frau und Mann ein (Gamst 1969), vergleichbar jener Rolle die Frauen in zahlreichen islamischen Gesellschaften einnehmen (Bourdieu 1977). Positive Statusveränderungen nach der Menopause werden auch für Sotho-Frauen (Ashton 1967) und Iteso-Frauen (Lawrence 1957) berichtet. Biesele und Howell (1981) beschreiben für die !Kung San Frauen eine Statusaufwertung nach der Menopause. Von Bedeutung für die klimakterische Frau südlich der Sahara ist auch die Tatsache, daß zur Zeit ihrer Menopause auch ihre Söhne erwachsen werden. Im Gegensatz zu den Männern, ist die Frau untrennbar mit ihren Söhnen verbunden und gewinnt durch deren Erwachsenwerden zusätzlich an Status (Wilbush 1982). Einen negativen Effekt löst das Klimakterium, nach La Fontaine (1960) bei den Gisu Frauen aus. La Fontaine konnte ein drastisches Ansteigen der Selbstmordrate bei den Gisu Frauen zur Zeit ihrer Menopause beobachten. Er brachte dies mit der Tatsache in Verbindung, daß die Frauen nach dem Ende ihrer Gebärfähigkeit an Status verlieren und sowohl für ihren Ehemann als auch für ihre Familie wertlos werden (La Fontaine 1960). Dennoch scheinen die Beobachtungen LaFontaines die Ausnahme darzustellen, im Allgemeinen erfährt die klimakterische Frau in Afrika eine gesellschaftliche Aufwertung (Paulme 1963).

Das Klimakterische Syndrom in Afrika

Systematische Untersuchungen über das Auftreten klimakterischer Beschwerden afrikanischer Frauen sind selten. Die gesundheitlichen Probleme klimakterischer Frauen werden in den meisten Studien nicht einmal erwähnt. Ein gutes Beispiel hierfür ist da umfangreiche Werk „Health and Disease in Kenya“ von Vogel et al (1974), wo im Kapitel über Gynäkologie das Klimakterium mit keinem Wort erwähnt wird. Ulrike von Mitzlaff (1988) erwähnt in ihrer Monographie über die Frauen der Massai die Menopause und das Klimakterium ebenfalls mit keinem Wort. Daselbe gilt für zahlreiche andere Studien, in denen lediglich die fertile Frau und deren Probleme Erwähnung findet.

Neben den bereits angeführten Studien über den Zeitpunkt der Menopause sowie über die Häufigkeit bösartiger Brustkrebserkrankungen weißer und schwarzer Südafrikanerinnen in der Postmenopause (Robertson et al 1971, Isaacson et al 1978, Rose und Fellingham 1981, Walker et al 1984) und den Einfluß der Populationszugehörigkeit auf die Ätiologie der Osteoporose (Solomon 1968, Luckey et al 1989) existieren nur wenige Studien die sich mit dem Klimakterium der afrikanischen Frau beschäftigen. Zu erwähnen wäre die Studie von Okonofua et al (1990), die den Zeitpunkt der Meno-pause sowie klimakterische Beschwerden von 563 Yoruba Frauen aus Nigeria untersuchten. Dabei zeigte sich, daß mehr als 50% der Frauen unter Hitzewallungen und Gelenksschmerzen litten. Da die Häufigkeit des Auftretens klimakterischer Beschwerden mit der in Industrieländern vergleichbar ist, forderten die Autoren ein verstärktes Interesse an derartigen Studien in afrikanischen Populationen. Ebenfalls aus Nigeria stammt die Untersuchung von Bajulaiye und Sarrel (1986) an 250 Frauen, verschiedenen sozioökonomischen Backgrounds aus Lagos in Nigeria. Beide Untersuchungen zeigten ein häufiges Auftreten typischer klimakterischer Beschwerden in den untersuchten Populationen. Was den Bereich Afrikas südlich der Sahara betrifft, so sollen in der Folge die drei einzigen umfangreichen Studien über das Auftreten und den Schweregrad klimakterischer Symptome kurz vorgestellt werden. Zwei Untersuchungen stammen vom selben Autor, Ben Moore, der ebenfalls das mangelnde Interesse an den Belangen der klimakterischen Frau in Afrika beklagt. Das dritte Beispiel ist die bereits erwähnt Studie von Bajulaiye und Sarrel aus Nigeria. Eine Stichprobe stammt aus Ghana. Im Anschluß an diese vier Studien soll noch ein kurzer Überblick über die klimakterische Frau in einer typischen Jäger und Sammler Gesellschaft, nämlich die der !Kung San geboten werden.

Das Klimakterium bei Mashona-Frauen aus Zimbabwe

Ben Moore, Arzt am Birmingham Maternity Hospital in England, führte in den späten 70er Jahren eine wahre Pilotstudie über die Inzidenz Klimakterischer Symptome in einer traditionellen Gesellschaft in Zimbabwe durch. In Zusammenarbeit mit einer Krankenschwester des Triangle

Hospitales aus Triangle Town im Südosten Zimbabwes suchte er 50 Frauen aus Dörfern in der Umgebung von Triangle Town auf und gewann diese als Informantinnen der hier beschriebenen Studie. Moore beschrieb das Interesse der Frauen als außerordentlich groß, keine der Frauen lehnte es ab, als Probandin an der Studie teilzunehmen. Alle Frauen waren Mitglieder des Stammes der Mashona. Die Mashona sind die bevölkerungsstärkste Gruppe in Zentral Zimbabwe und umfassen sechs Hauptstämme. Die Mehrzahl der Informantinnen waren Angehörige des Stammes der Shangana, die übrigen Informantinnen gehörten dem Kalanga Stamm an. Alle untersuchten Frauen sprachen Shona, keine von ihnen sprach Englisch. Darüber hinaus konnte keine der Frauen lesen oder schreiben. Exakte Altersangaben waren ebenfalls nicht möglich. Bei allen Frauen lag die letzte spontane Menstruationsblutung mindestens 1 Jahr und maximal 10 Jahre zurück. Die meisten Frauen waren verheiratet und lebten zusammen mit ihren Ehemännern. Nur die Minderzahl der Frauen war verwitwet, geschieden oder ledig. Was die Anzahl der Geburten betrifft, so hatten lediglich zwei Frauen niemals ein Kind geboren. Die mittlere Geburtenanzahl betrug 4.9, wobei die höchste Anzahl an Geburten 13 war. Die Befragung der Informantinnen erfolgte durch eine Krankenschwester des Triangle Hospitals, die die Frauen zu Hause aufsuchte und interviewte. Mit Hilfe eines bereits in Birmingham erstellten Fragebogens wurde Auftreten und Schweregrad von 18 klimakterischen Symptomen ermittelt. Die klimakterischen Beschwerden wurden entsprechend ihrer Ätiologie in 3 Gruppen unterteilt: Die erste Gruppe umfaßte 4 typische klimakterische Symptome die durch Irritationen des autonomen Nervensystems (ANS) hervorgerufen werden: Hitzewallungen, Schweißausbrüche, Herzklopfen und Verdauungsstörungen. Die zweite Gruppe umfaßte 7 psychogen verursachte Beschwerden: Schlaflosigkeit, Depressionen, Innere Unruhe, Reizbarkeit, Angst vor dem Altwerden, Gedächtnisprobleme, Verminderung der Libido. Die dritte Gruppe umfaßte 7 durch Stoffwechselveränderungen bedingte Beschwerden: Schmerzen im Vaginalbereich, Vaginale Trockenheit, Haar- bzw. Hautveränderungen, Kopfschmerzen, Rückenschmerzen, Gelenksschmerzen, Symptome des Urogenitaltraktes.

Um den Schweregrad der einzelnen Symptome zu ermitteln wurden die Informantinnen aufgefordert die genannten Beschwerden als stark, schwach oder noch nie aufgetreten zu klassifizieren. 22 der befragten Frauen klagten über Hitzewallungen und Schweißausbrüche, 20 über Herzklopfen und 22 über Verdauungsstörungen. Was die psychogen verursachten Symptome des

Klimakterischen Syndroms betrifft, so litten 33 Frauen unter Schlafstörungen, 29 unter Depressionen, 19 über Gereiztheit. 28 Frauen hatten Angst vor dem Älterwerden und machten sich Sorgen über ihre Zukunft. 37 Frauen klagten über Gedächtnisstörungen und 33 über eine deutliche Verminderung der Libido.11 Frauen litten unter Schmerzen im Vaginalbereich, 33 Frauen klagten über Vaginale Trockenheit. 31 Frauen hatten Veränderungen an Haut und/oder Haaren beobachtet, 37 Frauen litten unter Kopfschmerzen. 27 Frauen klagten über Rückenschmerzen, 21 über Gelenksschmerzen und 13 über Symptome des Urogenitaltraktes. Alle Frauen wurden auch gefragt, ob sie andere, im Fragebogen nicht enthaltene, Beschwerden beobachtet hätten. Dies war bei keiner Frau der Fall.

Das Klimakterium bei Frauen aus dem Muheza District in Tansania

10 Jahre nach seiner Untersuchung in Zimbabwe (Moore 1981) führte Ben Moore eine weitere Studie über das Auftreten klimakterischer Beschwerden bei afrikanischen Frauen durch. Diese Studie wurde in Zusammenarbeit zwischen einem britischen Krankenhaus, dem County Hospital in Hereford, und dem Teuli Hospitale in Muheza/ Tansania durchgeführt. Der Muheza Distrikt (225 000 Einwohner) ist einer von 6 Distrikten der Provinz Tanga, die sich entlang der Küste des Indischen Ozeans von Dar-es-Salam bis zur kenyanischen Grenze erstreckt. Muheza Town liegt 48 km im Landesinneren am Fuß der Usumbara Berge. Die Stichprobe vom Moore und Kombe (1991) umfaßte 50 gesunde Frauen, die die Ambulanz des Teuli Hospitals aufgesucht hatten. Nur die wenige Probandinnen hatten die Ambulanz des Spitals wegen eigener gesundheitlicher Probleme konsultiert, die Mehrzahl hatte ein Kind oder einen älteren Verwandten, der ärztlicher Behandlung bedurft hatte begleitet. Die Frauen wurden gebeten an der Studie teilzunehmen und wurden, so sie einwilligten, von einer Krankenschwester zu Hause besucht, die die Befragung in möglichst entspannter Atmosphäre durchführte. Alle Frauen lebten in der Stadt Muheza oder in deren näheren Umgebung. Alle Frauen waren gesund, hatten keine operativen Eingriffe hinter sich und hatten noch nie eine medikamentöse Behandlung möglicher klimakterischer Beschwerden erhalten. Die letzte spontane Menstruationsblutung lag zum Zeitpunkt der Untersuchung mindestens 1 Jahr und maximal 10 Jahre zurück. Keine der Frauen hatte in den letzten 4 Jahren vor der Untersuchung ein Kind geboren. Alle Frauen waren verheiratet oder waren

zumindest einmal verheiratet gewesen. Sie gehörten alle der Afrikanisch-Arabischen Mischbevölkerung an, die die Küstenregion Tansanias dominiert. Keine der Probandinnen war Mitglied des Stammes der Massai, die ebenfalls in dieser Region leben. Alle Frauen sprachen Kiswahili, mehr als die Hälfte von ihnen waren Moslems, der Rest Christen. Die Befragung wurde von einer Krankenschwester des Teuli Hospitals im Haus der Informantinnen durchgeführt. Mit Hilfe eines bereits in Großbritannien erstellten Fragebogens wurde Auftreten und Schweregrad von folgenden 10 somatischen und 7 psychischen klimakterischen Symptomen ermittelt: Somatische Beschwerden: Hitzewallungen, Schweißausbrüche, Vaginale Beschwerden, Kopfschmerzen, Trockenheit der Haut, Rückenschmerzen, Gelenksschmerzen, Herzklopfen, Verdauungsstöungen, Beschwerden Bereich des Urogenitaltrakts. Psychische Beschwerden: Depressionen, Innere Unruhe, Gedächtnisstörungen, Gereiztheit, Schlafstörungen, Verminderung der Libido, Angst vor dem Alter. Um den Schweregrad der einzelnen Symptome zu ermitteln wurden die Informantinnen aufgefordert ihre individuellen Beschwerden den Kategorien stark, schwach oder noch nie aufgetreten zuzuordnen. Die Befragung der Informantinnen ergab, daß mehr als 50% der Frauen unter somatischen und psychischen Beschwerden, die als klimakterische Beschwerden bezeichnet werden können, litten. 82% der Frauen klagten über Hitzewallungen, 70% der Frauen sogar über schwere Hitzewallungen. 82% gaben an unter Schweißausbrüchen zu leiden, 88% unter vaginalen Beschwerden. Auch unter Trockenheit der Haut, Rückenschmerzen, Kopfschmerzen, Gelenkschmerzen, Herzklopfen klagten mehr als 70% der untersuchten Frauen. Lediglich unter Verdauungsstörungen und Beschwerden im Bereich des Urogenitaltrakts litten nur weniger als 40% der Befragten. Für eine detaillierte Auflistung der somatischen Beschwerden siehe Tabelle 12. Was die psychischen Beschwerden betrifft, so zeigte sich, daß mehr als 85% der Informantinnen unter Depressionen, Innerer Unruhe, Gedächtnisstörungen, Gereiztheit und verminderter Libido litten. 92% der Frauen klagten über Depressionen und Innere Unruhe, 88% über Gedächtnisstörungen. Gereiztheit trat sogar bei 94% der Frauen auf. 80% klagten über verminderte Libido. Schlafstörungen traten bei 42%, Angst vor dem Alter lediglich bei 6% der Frauen auf. In einem weiteren Analyseschritt war versucht worden, den Schweregrad der einzelnen Symptome in Relation zur Geburtenanzahl, Religionszugehörigkeit und den Jahren, die seit der Menopause vergangen sind. Bei der Geburtenanzahl wurden zwei Gruppen von Frauen unterschieden: 1. Frauen, die 0-5 Kinder geboren hatten und 2. Frauen, die 6 oder mehr Kinder geboren hatten. Was die Jahre, die seit der Menopause vergangen sind betrifft, so wurden ebenfalls zwei Gruppen von Frauen unterschieden:

1. Frauen, deren Menopause zum Zeitpunkt der Untersuchung 1-5 Jahre zurücklag und
2. Frauen, der Menopause zum Zeitpunkt der Untersuchung 6-10 Jahre zurücklag. Zwischen Geburtenanzahl und Religion sowie, den Jahren, die seit der Menopause vergangen sind konnte kein statistisch signifikanter Zusammenhang festgestellt werden. Was den Einfluß der Geburtenanzahl auf den Schweregrad der somatischen und psychischen Beschwerden betrifft, so kein statistisch signifikanter Zusammenhang beobachtet werden. Die Religionszugehörigkeit wirkt mit Ausnahme der vaginalen Beschwerden ebenfalls nicht auf den Schweregrad der klimakterischen Symptome aus. Vaginale Beschwerden treten bei moslemischen Frauen signifikant häufiger auf als bei Christinnen. Was hingegen den Einfluß der Jahre betrifft, die seit der Menopause vergangen sind, so konnte ein deutlicher Trend festgestellt werden: Die Gruppe von Frauen, deren Menopause mehr als 6 Jahre zurücklag litten generell unter stärkeren Beschwerden als Frauen, deren Menopause 1 bis 5 Jahre zurücklag. Hitzewallungen, Vaginale Beschwerden, Gelenksschmerzen, Gereiztheit sowie verminderte Libido traten signifikant häufiger und schwerer bei Frauen auf die seit mehr als 5 Jahren postmenopausal waren.

Das Klimakterische Syndrom bei Frauen aus Nigeria

Bajulaiye und Sarrel (1986) versuchten mit ihrer Studie einen Überblick über die Häufigkeit klimakterischer Symptome bei nigerianischen Frauen zu bieten, da Untersuchungen über das Klimakterium in Nigeria bis zu diesem Zeitpunkt noch nie mit Hilfe standardisierter Methoden durchgeführt worden waren. 1984 wurden 250 nigerianische Frauen aus Lagos mit Hilfe strukturierter Fragebögen interviewt. Der Kontakt mit den Probandinnen erfolgte über eine christliche Frauen-Organisation und über einen wirtschaftlichen Frauen Verband. Darüber hinaus wurden auch Patientinnen der Universitäts-Klinik von Lagos in die Stichprobe einbezogen. Keine Probandin war bis zum Zeitpunkt der Untersuchung hormonell substituiert worden. Die Probandinnen waren zum Zeitpunkt der Studie zwischen 38 und 65 Jahren alt. Mehr als 80% waren verheiratet, mehr als 50% gehörten der sozialen Mittelschicht an. Die Befragung der Probandinnen wurde von einem der beiden Autoren (Bajulaiye) durchgeführt. Neben den demographischen Daten, Körpergewicht, Körpergröße, Anzahl der Schwangerschaften, Ernährungsgewohnheiten und dem allgemeinen Gesundheitszustand wurden folgende Symptome des klimakterischen Syndroms bestimmt: Hitzewallungen und Schweißausbrüche, gesteigerte Nervosität, Niedergeschlagenheit, Depressionen, Schlafstörungen, Kopfschmerzen, Schwindelanfälle, Beschwerden im Bereich des Urogenitaltraktes sowie Veränderungen des Sexualverhaltens. Die Menopause der nigerianischen Frauen war durchschnitt-ich mit 49.5 Jahren eingetreten. Die Befragungen der Probandinnen ergab, daß 36.8% der Frauen an Hitzewallungen und 26.4% an Schweißausbrüchen litten. Mehr als 50% der Frauen klagten über Schlafstörungen, an gesteigerter Nervosität und Depressionen litten 34%. Über häufige Kopfschmerzen klagten 40% der befragten Frauen. Ein Zusammenhang mit der sozialen Schicht konnte sowohl für vasomotorische als auch psychische Symptome dokumentiert werden. Mit steigendem Alter sowie mit steigender Länge der Postmenopause verschlimmerten sich die Symptome des Urogenitaltraktes sowie Veränderungen des Sexualverhaltens.

Das Klimakterium bei Frauen aus Ghana

Kwawukume und seine Mitarbeiter untersuchten 1992 123 postmenopausale Frauen aus dem Akosomo District im östlichen Ghana. Alle Frauen hatten eine natürliche Menopause erlebt und konnten Angaben über ihr Geburtsdatum machen. Drei Krankenschwestern interviewten die Frauen mit Hilfe eines vorbereiteten Fragebogens in verschiedenen Kirchen, Märkten, oder zu Hause. Dabei wurde eine Vielzahl von psychischen und somatischen Symptomen erhoben (Hitzewallungen, Schweißausbrüche, Palpitationen, Schlafstörungen, Kopfschmerzen, Symptome des Urogenitaltrakts, Depression, Müdigkeit, Gewichtszunahme, Gedächtnisstörungen, Probleme mit der Sexualität). Das mittlere Menopausenalter der Frauen betrug 48.05 Jahre. Der Großteil der Frauen litt unter mehr oder weniger starken Beschwerden. Zu den Hauptsymptomen zählten Müdigkeit (79.9%), Schlaflosigkeit (71.0%), Palpitationen (63.7%), Gewichtszunahme (61.8%), Hitzewallungen (56.6%). Besonders die Hitzewallungen wurden von der überwiegenden Mehrzahl der betroffenen Frauen als besonders unangenehm empfunden.

Das Klimakterium bei !Kung San Frauen

Die !Kung San Namibias und Botswanas sind in zahlreichen, aufwendigen Feldforschungen untersucht und ihre Lebensweise und Kultur dokumentiert worden (u.a. Passarge 1907, Singer 1978, Lee 1979, Silberbauer 1981, Marshall und Ritchie 1984). Die Menopause der Frau findet in diesen Untersuchungen jedoch kaum Beachtung. Nancy Howell (1979) beschreibt in ihrer „Demography of the Dobe !Kung“ das Menopausenalter der !Kung San Frauen mit 47.50 Jahren. Biesele und Howell (1981) erwähnen in ihrer Arbeit über das Altern bei den !Kung, daß die Menopause einen Statuswandel für die Frau bedeutet. Sie ist nach ihrer letzten Menstruation von vielen Restriktionen, die mit der Menstruation und Geburten zusammenhingen, befreit. Die fertile Lebensphase der !Kung Frauen war Gegenstand zahlreicher Studien. Das Reproduktionsverhalten wurde ebenso untersucht wie die auffallend großen Intervalle zwischen den einzelnen Schwangerschaften und die Laktation (u.a. Draper 1975, Konner 1976, Lee 1979). Die menopausale Frau bei den !Kung war bisher keinem Forscher eine eigene Untersuchung wert. Lee (1979) erwähnt die menopausale Frau nur ganz kurz in Zusammenhang mit der Laktation, beschreibt aber weder das Menopausenalter, gesundheitliche Probleme noch psychosoziale Komponenten dieses Lebensabschnittes. Marjorie Shostak (1981) widmet dem Älterwerden und der Menopause bei !Kung Frauen ein wenig mehr Beachtung. In ihrem Werk „Nisa“ berichtet sie in einem eigenen Kapitel über die Gefühle und Ängste, die ihre Informantin Nisa in diesem Lebensabschnitt empfand. Sie weist zunächst auf die Schwierigkeit hin, das exakte Menopausenalter zu bestimmen, da die meisten Frauen bis zu ihrem 40. Lebensjahr Kinder gebären und jeder Geburt eine lange Laktationsperiode folgt. Häufig tritt nach dem Ende der Laktation überhaupt keine Menstruation mehr auf. Wann jedoch genau die Menopause bei einer noch stillenden Frau eingetreten ist, läßt sich nicht bestimmen. Bei Nisa, der Informantin von Marjorie Shostak, soll die Menopause mit 49 Jahren eingetreten sein. Auch die !Kung Frauen sehen in der Menopause ein untrügliches Zeichen des Älter- bzw. Alt-werdens. Problematisch wird das Ende der Gebärfähigkeit nur von jenen Frauen empfunden, die bis zu diesem Zeitpunkt noch keine Kinder geboren hatten oder deren Kinder bereits nicht mehr lebten. Sie sehen nun keine Chance mehr noch Kinder in die Welt zu setzen. Jene Frauen, die mehrere Geburten erlebt haben und auch überlebende Kinder haben empfinden die Menopause als etwas Befreiendes, dennoch gilt sie als Zeichen des Alters und des sich nähernden Todes. Die Befragung mehrere !Kung Frauen ergab, daß die meisten der Menopause ebenso wie der Menstruation keine besondere Bedeutung beimessen. Das Auftreten somatischer und psychischer Beschwerden, wie Hitzewallungen oder Depressionen sind bisher nicht dokumentiert worden. Ob dieses Fehlen von Östrogenmangelerscheinungen biotisch bedingt ist oder psychosoziale Ursachen hat ist bis heute nicht geklärt (Shostak 1981).

Vergleich der Afrikanischen Untersuchungen

In Tabelle 13 sind die absoluten und relativen Häufigkeiten der drei somatischen Symptome Hitzewallungen, Palpitationen und Schweißausbrüche der vier afrikanischen Stichproben dargestellt. Dabei zeigt sich, daß die Frauen der tansanischen Stichprobe am häufigsten, nämlich zu mehr als 80%, unter den beschriebenen somatischen Beschwerden zu leiden hatten. Die relative Häufigkeit der somatischen Symptome betrug bei den Mashona-Frauen aus Zimbabwe zwischen 40% und 44%, bei den nigerianischen Frauen zwischen 26.4% und 36.8%. Keinerlei somatische Beschwerden konnten bei den !Kung San Frauen beobachtet werden.

Stichprobe	Hitzewallungen	Palpitationen	Schweißausbrüche	Schwindel
Österreich	76.8%	43.3%	76.8%	43.8%
Tansania	82.0%	88.0%	86.0%	-
Zimbabwe	44.0%	40.0%	44.0%	-
Nigeria	36.8%	-	26.4%	-
Ghana	56.5%	63.7%	56.0%	49.9%
Botswana	0.0%	0.0%	0.0%	0.0%

Tabelle 13: Relative Häufigkeit somatischer Beschwerden

Auch hinsichtlich der psychischen Symptome wiesen die Frauen der tansanischen Stichprobe die größten relativen Häufigkeiten (42% bis 94%) aller afrikanischen Stichproben auf. An zweiter Stelle lagen wieder die

Mashona-Frauen aus Zimbabwe, bei denen die relativen Häufigkeiten der psychischen Beschwerden zwischen 38% und 74% lagen. Was die nigerianischen Frauen betrifft, so betrugen die relativen Häufigkeiten der psychischen Symptome zwischen 34% und 52%. Als symptomfrei können wieder die !Kung San Frauen bezeichnet werden.

Stichprobe	Nervosität	Kopfschmerzen	Depression	Schlafstörungen
Österreich	70.4%	40.4%	62.6%	64.0%
Tansania	94.0%	72.0%	92.0%	42.0%
Zimbabwe	38.0%	74.0%	58.0%	66.0%
Nigeria	34.0%	40.0%	34.0%	11.4%
Ghana	56.4%	54.1%	40.0%	71.0%
Botswana	0.0%	0.0%	0.0%	0.0%

Tabelle 14: Relative Häufigkeit psychischer Beschwerden

Vergleich der Afrikanischen Stichproben mit anderen aussereuropäischen Stichproben

Ein ausführlicherer Vergleich der Inzidenz der klimakterischen Symptome wurde mit Hilfe weiterer 11 Studien durchgeführt. Die Mehrzahl der Studien (8) stammte aus Asien, nämlich Indonesien, Japan, China, Thailand, Indien, Pakistan und Israel, eine Untersuchung stammt aus Mexiko, eine betraf Sikh-Frauen in Kanada.

	Hitzewallungen	Palpitationen	Schweißausbrüche	Schwindel
Österreich 1)	76.8%	43.3%	76.8%	43.8%
Tansania 2)	82.0%	88.0%	86.0%	-
Zimbabwe3)	44.0%	40.0%	44.0%	-
Nigeria 4)	36.8%	-	26.4%	-
Ghana 5)	56.5%	63.7%	56.0%	49.9%
Botswana 6)	0.0%	0.0%	0.0%	0.0%
China 7)	36.8%	34.7%	37.2%	30.3%
Indonesien 8)	10.8%	28.7%	20.7%	50.9%
Pakistan 9)	36.3%	-	30.5%	-
Thailand 1 10)	49.0%	30.8%	15.8%	-
Thailand 2 11)	5.3%	15.0%	5.2%	22.2%
Indien 12)	60.2%	68.4%	50.6%	68.6%
Japan 13)	9.5%	4.9%	3.2%	22.4%
Sikh-Frauen 14)	0.0%	0.0%	0.0%	0.0%
Maya 15)	0.0%	0.0%	0.0%	0.0%

Legende: 1) Kirchengast 1991; 2) Moore & Kombe 1991; 3) Moore 19981; 4) Bajulaiye &Sarrel 1986; 5) Kwawukume et al. 1993; 6) Howell 1979; 7) Ling et al. 1994; 8) Agoestina &Van Keep 1984; 9) Wasti et al. 1993; 10) Sukwatana et al. 1991; 11) Chompootweep et al. 1993; 12) Sharma &Saxena 1981; 13) Lock et al. 1988; 14) George 1988

Tabelle15: Relative Häufigkeit der somatischen Beschwerden

Vergleicht am die relativen Häufigkeiten der somatischen und psychischen Symptome der afrikanischen Stichproben mit anderen außereuropäischen Stichproben sowie der österreichischen Vergleichsstichprobe, so zeigt sich, daß die tansanischen Frauen am häufigsten unter klimakterischen Beschwerden zu leiden hatten. Was die somatischen Beschwerden betrifft, so übertrafen die tansanischen Frauen sogar die Probandinnen der österreichischen Vergleichsstichprobe. Die Mashona-Frauen Zimbabwes und die nigerianischen Frauen litten seltener an somatischen Symptomen des klimakterischen Syndroms als die Österreicherinnen und die Inderinnen jedoch häufiger und somatischen Beschwerden als die Probandinnen aller anderen Stichproben.

	Nervosität	Kopfschmerzen	Depression	Schlafstörungen
Österreich 1)	70.4%	40.4%	62.6%	64.0%
Tansania 2)	94.0%	72.0%	92.0%	42.0%
Zimbabwe 3)	38.0%	74.0%	58.0%	66.0%
Nigeria 4)	34.0%	40.0%	34.0%	11.4%
Ghana 5)	56.4%	54.1%	40.0%	71.0%
Botswana 6)	0.0%	0.0%	0.0%	0.0%
China 7)	46.6%	25.3%	20.7%	32.4%
Indonesien 8)	24.9%	55.9%	22.9%	32.2%
Pakistan 9)	34.6%	-	34.6%	40.3%
Thailand 1 10)	35.5%	-	24.6%	16.8%
Thailand 2 11)	17.3%	18.0%	2.2%	16.4%
Indien 12)	67.7%	81.5%	65.2%	61.5%
Japan 13)	5.1%	27.7%	7.9%	11.4%
Sikh-Frauen 14)	0.0%	0.0%	0.0%	0.0%
Maya (15)	0.0%	0.0%	0.0%	0.0%

Legende: 1) Kirchengast 1991; 2) Moore & Kombe 1991; 3) Moore 19981; 4) Bajulaiye &Sarrel 1986; 5) Kwawukume et al. 1993; 6) Howell 1979; 7) Ling et al. 1994; 8) Agoestina &Van Keep 1984; 9) Wasti et al. 1993; 10) Sukwatana et al. 1991; 11) Chompootweep et al. 1993; 12) Sharma &Saxena 1981; 13) Lock et al. 1988; 14) George 1988

Tabelle 16: Relative Häufigkeit der psychischen Beschwerden

Was die psychischen Beschwerden des klimakterischen Syndroms betrifft, so wiesen die Frauen aus Tansania wieder die höchsten relativen Häufigkeiten auf. Die Mashona-Frauen Zimbabwes lagen hinsichtlich der relativen Häufigkeiten psychischer Symptome zwischen den Inderinnen und noch vor der österreichischen Vergleichsstichprobe. Die nigerianischen Frauen zeigten weniger häufig psychische Symptome als die Chinesinnen und häufiger psychische Beschwerden als die Indonesierinnen.

Zusammenfassend kann festgestellt werden, daß die afrikanischen Stichproben mit Ausnahme Tansanias ähnliche Häufigkeitsverteilungen der klimakterischen Symptome zeigen wie die übrigen Stichproben außereuropäischer Gesellschaften.

Die These von der völligen Beschwerdefreiheit klimakterischer Frauen in traditionellen Gesellschaften konnte in diesem Vergleich nicht bestätigt werden. Diese Ergebnisse stehen in krassem Gegensatz zu den Postulaten der feministischen Anthropologie. Die Ursache für diese Diskrepanz scheint in methodischen Problemen zu liegen: Während feministisch orientierte Kulturanthropologinnen die quantitative Erfassung klimakterischer Beschwerden, die für einen Vergleich unverzichtbar ist, weitgehend vernachlässigten, stellt mangelndes kulturanthropologisches Wissen der Mediziner ein weiteres Problem dar. Darüber hinaus verzerren medizinische Untersucher die Tatsache, daß in traditionellen Gesellschaften die Konsultation eines westlichen Arztes einen Ausnahmezustand darstellt und nicht als repräsentativ angesehen werden kann. Auch Fragebögen die für amerikanische oder europäische Spitalsambulanzen konzipiert wurden, sind kein adäquates Untersuchungsmittel. Gerade diese oft für westliche Verhältnisse konzipierten Fragebögen wurden in der Mehrzahl der Untersuchungen angewendet. Auch wurde in den meisten Untersuchungen nicht berücksichtigt ob die Beschwerden als wirklich unangenehm und die Lebenssituation beeinträchtigend empfunden wurden. So stellte beispielsweise Kay et al. (1982) fest, daß sowohl Angolamerikanerinnen als auch Frauen aus Mexiko an Hitzewallungen litten, die Interpretation dieses Geschehens völlig unterschiedlich war. Die Angloamerikanerinnen griffen deutlich häufiger zu Medikamenten und sahen in den Hitzewallungen ein Symbol des „Altwerdens“. Die Mexikanerinnen hingegen begrüßten diese körperlichen Erscheinungen als positives Signal, daß endlich die Mühsal von Schwangerschaften und Geburten unwiderruflich vorbei war. Andere Autorinnen berichten von völliger Beschwerdefreiheit ihrer Informantinnen: Beyene (1984) beschreibt Maya-Frauen von der Halbinsel Yucatan in Mexiko als völlig beschwerdefrei. Ähn-liches gilt für Theresa George (1988), die 50 indische Sikh-Frauen, die älter als 35 Jahre waren über ihre Einstellung zur Menopause befragte. Alle befragten Frauen lebten in Vancouver, British Columbia, einem Bereich von Kanada in dem etwa 40 000 indische Sikh leben. Durch die durch den begrenzten geographischen Raum den die Sikh in Kanada bewohnen kommt es innerhalb der Gruppe zu einer starken ethnischen Identifikation sowie einem Beibehalten zahlreicher religiöser, sozialer und kultureller Traditionen. Keine der Frauen in der Stichprobe war allein nach Kanada gekommen, alle hatten ihren Ehemann, ihren Sohn oder die Familie ihrer Tochter begleitet. Alle Frauen hatten mehrere Kinder geboren und niemals Kontrazeptiva benutzt. Das Bildungsniveau war mittelmäßig, die Frauen trugen zumindest zu Hause traditionelle Kleidung. Die Befragung ergab, daß alle Frauen die Menopause als etwas Wünschenswertes, Befreiendes empfanden. Sie hatten ihre gesamte generative Lebensphase mit Kindergebären und Kindergroßziehen verbracht. Künstliche Geburtenkontrolle war unmöglich, darüber hinaus unterlagen sie durch die Menstruation immer wieder Restriktionen, die unreinen Phasen waren jedesmal mit einem Statusverlust verbunden waren. Die Menopause wurde dementsprechend als erfreuliches Ereignis empfunden. Unter klimakterischen Beschwerden hatte keine der befragten Frauen je gelitten.

Darüber hinaus muß bedacht werden, daß Spitalsambulanzen, in denen zahlreiche Befragungen stattgefunden hatten meist nur von jenen Frauen aufgesucht werden, die sich dies einerseits finanziell leisten können, andererseits die bereits an ernsthaften Problemen leiden. Eine rein prophylaktische Konsultation wie sie in Europa und in Nordamerika üblich ist wird vermutlich nur von jenen Frauen wahrgenommen, die sich bereits weitgehend der westlichen Industriekultur angepaßt haben. Diese Frauen können jedoch nicht zu den typischen Repräsentantinnen traditioneller Gesellschaften gezählt werden.

5. Ausblick auf das Dritte Jahrtausend

Nach Schätzungen der United Nations Population Divison und der Weltbank beträgt wird die Weltbevölkerung in den nächsten 100 bis 150 Jahren von gegenwärtig 4.8 Milliarden auf etwa 11 Milliarden anwachsen. 95% dieses Bevölkerungswachstums wird die sogenannten Entwicklungsländer betreffen. Durch die gleichzeitig stattfindende Steigerung der Lebenserwartung, vor allem der Frauen, wird die Anzahl der mehr als 45 Jahre alten Frauen, der klimakterischen bzw. postmenopausalen Frauen, in den Entwicklungsländern noch bis zur Jahrtausendwende auf 700 Millionen ansteigen (Diczfalusy 1986). Am stärksten werden neben Indien die vier bevölkerungsreichsten afrikanischen Staaten, Äthiopien, Nigeria, Kenia und Zaire von dieser Entwicklung betroffen sein. Während in den Industrieländern die Anzahl der klimakterischen Frauen in den Jahren von 1980 bis 200 um etwa 50 Millionen anwachsen wird, kann in den Entwicklungsländern mit einem Ansteigen der Anzahl postmenopausaler Frauen um 200 Millionen gerechnet werden. Im Jahr 2000 werden 12% der Weltbevölkerung postmenopausale Frauen sein, wovon die Mehrzahl in sogenannten Entwicklungsländern leben wird (Diczfalusy 1986). Diese Entwicklung kann zu heute nicht abschätzbaren gesundheitspolitischen Problemen für die betroffenen Länder führen. Untersuchungen aus den USA zeigen, wie sehr die im Klimakterium und in der Postmenopause auftretende Osteoporose mit allen möglichen Folgen wie Femurhalsfrakturen etc. die Volkswirtschaft belastet. Neben der Osteoporose können noch zahlreiche andere physischen und psychischen Symptome des sogenannten Klimakterischen Syndroms zu erheblichen Belastungen für die Frau und in der Folge für die Gemeinschaft werden. Bedauerlicherweise liegen bis heute kaum Informationen über das Klimakterium und die Menopause in Entwicklungsländern vor. Es existieren weder umfassende Untersuchungen über den Zeitpunkt der Menopause oder das Auftreten typischer klimakterischer Beschwerden, noch über die soziokulturellen Auswirkungen dieses Lebensabschnitts (WHO 1981). Eine genauere Erforschung des Klimakteriums in außereuropäischen Gesellschaften wäre daher nicht nur aus rein wissenschaftlichem Interesse wünschenswert, sondern auch aus volkswirtschaftlichen und gesundheitspolitischen Gründen. Es stellt sich nämlich die Frage, welche Gesellschaft sich eine verhältnismäßig große Anzahl klimakterischer Frauen, mit allen gesundheitlichen Problemen, die sich in dieser Lebensphase einstellen, leisten kann. Ist es notwendig spezielle medizinische Einrichtungen zu schaffen, wie etwa besondere Ambulanzen, wie sie in den Industrienationen seit Jahren existieren? Welche Therapien sollten für jene Frauen angeboten werden, die unter klimakterischen Beschwerden leiden? Existierten diese Beschwerden schon bevor die Frauen in Entwicklungsländern durch den immer stärker werdenden Einfluß westlicher Massenmedien mit der klimakterischen Problematik konfrontiert wurden? Wie empfanden die Frauen in traditioneller Gesellschaft den Übergang von der fertilen Lebensphase in die postgenerative Lebensphase und kann diese Einstellung in Zusammenhang mit einer sinnvollen Therapie gebracht werden? Was bewirkt die zunehmende Globalisierung? Wird es auch in traditionellen Gesellschaften zu einem drastischen Wertewandel und damit zum Zusammenbrechen Jahrhunderte Jahre alter sozialer Strukturen kommen? Gibt es eine traditionelle Therapie der typischen Beschwerden? Dies ist nur eine kleine Auswahl von Fragestellungen, die die klimakterische Frau in den Entwicklungsländern betreffen. Um alle Fragen, die sich in diesem Zusammenhang stellen, zufriedenstellend beantworten zu können, ist zunächst eine interdisziplinäre Zusammenarbeit von Medizin, Biologie, Soziologie vor allem aber der Anthropologie von Nöten. Nur mit Hilfe von Anthropologen können die wichtigen kulturellen Rahmenbedingungen erfaßt werden, sowie kulturspezifische Fragestellungen beantwortet werden. In der vorliegenden Arbeit wurde der Versuch unternommen, die zur Zeit zur Verfügung stehende Literatur über die klimakterische Frau in außereuropäischen Gesellschaften darzustellen und gleichzeitig die Hypothese von Flint (1975) anhand von Studien aus Afrika zu überprüfen. Flint (1974, 1975) schloß aus den Ergebnissen ihrer Studie an indischen Frauen, der Rajput Kaste, daß Frauen in traditionellen Gesellschaften das Klimakterium als positive Veränderung ihres Lebens auffassen und in der Folge jegliche Art klimakterischer Beschwerden unbekannt sei. Bei der Analyse der zur verfügungstehenden

Literatur zeigte sich zunächst ein methodisches Problem: Abgesehen von der geringen Anzahl von Untersuchungen, die sich mit dem Auftreten klimakterischer Beschwerden in außereuropäischen Gesellschaften befaßten (neben 4 Studien aus Afrika, lagen lediglich 9 brauchbare Untersuchungen aus Asien und von ethnischen Minderheiten aus den USA vor), war die Vergleichbarkeit dieser Studien kaum gegeben. Die Studie von Flint (1974, 1975) konnte nicht zum Vergleich mit den anderen Studien herangezogen werden, da Flint die klimakterischen Beschwerden nicht quantitativ, d.h. nach definierten Schweregraden erfaßte. Ihre Ergebnisse und deren Interpretation konnten im Rahmen der vorliegenden Arbeit daher nur als allgemeine Theorie betrachtet werden, die anhand von Daten aus Afrika geprüft werden sollte. Ein besonderes Problem stellt die wissenschaftliche Herkunft der Untersucher dar. Nahezu alle Autoren der angeführten Studien waren Mediziner. Sie orientierten sich auch bei der Konstruktion ihrer Fragebögen an bereits existierenden Schemata, die jedoch für Ambulanzen und Kliniken in Europa oder den USA konzipiert worden sind. Bei Anwendung dieser standardisierten Fragebögen zeigte sich in etwa die gleiche Häufigkeitsverteilung bestimmter Beschwerden, wie z.B. Hitzewallungen, bei Frauen außereuropäischer Herkunft und bei Frauen aus den westlichen Industrienationen. Es stellt sich jedoch die Frage, inwieweit diese Ergebnisse als repräsentativ angenommen werden können. Bei den Untersuchern handelte es sich fast ausschließlich um Mediziner aus den USA oder Europa, die im Rahmen von Hilfsprojekten in den jeweiligen Dritte Welt Ländern arbeiteten und dabei ihre Studien durchführten. Sie waren daher von der Situation der menopausalen Frau in den Industrienationen geprägt und übertrugen ihrer in Europa oder den USA gewonnenen Erfahrungen mit der Problematik des Klimakteriums auf Frauen in außereuropäischen Gesellschaften. Auch Mediziner, die selbst aus dem betroffenen Dritte Welt Land stammten, wie z.B. die Autoren der thailändischen, indischen oder der pakistanischen Studie hatten ihre Ausbildung durchwegs in Europa oder den USA absolviert und übertrugen Erkenntnisse aus hochindustrialisierten Ländern auf Frauen aus Entwicklungsländern. Auch die Auswahl der Informantinnen stellt bei den meisten Studien ein Problem dar. Frauen, die Spitäler und Ambulanzen aufsuchen, stellen in Dritte Welt Ländern von vornherein eine Selektionsstichprobe dar. Wenn diese Frauen noch über eine europäische Ausbildung verfügen, ein Umstand auf den in einigen Untersuchungen extra hingewiesen wurde, schränkt dies den Wert der betreffenden Stichprobe für den interkulturellen Vergleich weiter ein. Ein Umstand, dem von Medizinern, die meist ausschließlich an einer quantitativen Dokumentation des Auftretens bestimmter Beschwerdebilder interessiert sind, kaum Bedeutung beigemessen wird. Untersucher, deren Fachgebiet die Anthropologie oder Ethnologie war, wie Flint (1974, 1975) oder George (1988), gelangten zu völlig anderen Ergebnissen: Sie bezogen nicht ausschließlich mit Hilfe standardisierter Fragebögen gewonnene Daten in die Analyse ein, sondern verließen sich auf persönliche Gespräche und konnten so kulturell bedingte Unterschiede in der Einstellung der Frauen gegenüber dem Klimakterium dokumentieren. Diese führen dann auch zu einer kulturell bedingt unterschiedlichen Wahrnehmung der sich einstellenden Symptome. Da die physiologischen Veränderungen während des Klimakteriums, die die Voraussetzung für die Entstehung klimakterischer Beschwerden sind, sich jedoch weder biotisch noch kulturell wesentlich unterscheiden, ist es fraglich, ob man wirklich verallgemeinernd von einem symptomfreien Klimakterium bei Frauen aus traditionellen Gesellschaften sprechen kann, wie dies von Flint (1974, 1975) und Wilbush (1982) angenommen wurde. Das Klimakterium wird auf diese Weise, ähnliche wie das „Prämenstruelle Syndrom“ (Johnson 1987) zu einer kulturspezifischen, im Extremfall gar nicht existierenden Erscheinung heruntergespielt (Lock 1982). Diese Interpretation eines wichtigen Lebensabschnitts der Frau, stellt jedoch keinen Fortschritt gegenüber der rein medizinischen, „pathologisierenden“ Einstellung zur Menopause dar. Sie ermöglicht es lediglich sogenannten feministisch orientierten Anthropologinnen und Medizinerinnen die ihrer Meinung nach männlich dominierte Naturwissenschaft zu verteufeln und krampfhaft Argumente für die physiologische Überlegenheit der Frau zu finden. Den betroffenen Frauen jedoch wird damit kein guter Dienst erwiesen. Sie werden auf diese Weise dazu angehalten, Beschwerden, die möglicherweise mit geringen Mitteln zu therapieren wären, als natürlich zu ertragen. Darüber hinaus wird ihnen auf diese Weise das Gefühl gegeben, daß sie hysterische, eingebildete Kranke wären, und sie fühlen sich in der Folge mit ihren Problemen im Stich gelassen und erst recht nicht mehr vollwertig. Erfolgversprechender scheint die Interpretation von Kay et al (1986) über kulturspezifische Unterschiede des Auftretens von Hitzewallungen. Die Autorinnen zeigten zunächst, daß Hitzewallungen unabhängig von der ethnischen Zugehörigkeit auftreten, daß die Einstellung der Frauen zu diesen Beschwerden jedoch kulturspezifisch ist, was auch eine möglich Therapie beeinflußt. Was nun die in der vorliegenden Arbeit zitierten Studien aus dem afrikanischen Raum, südlich der Sahara betrifft, so zeigte sich folgendes: Alle quantitativen Untersuchungen über die klimakterische Symptomatik stammten von Medizinern, wobei die Studien aus Nigeria von nigerianischen Ärzten (Bajulaiye und Sarrel 1986, Okonofua et al 1990), die Studien aus Zimbabwe und Tansania von ein und dem selbem britischen Arzt (Moore 1981, Moore und Kombe 1991) durchgeführt worden waren. Entsprechend der wissenschaftlichen Herkunft der Untersucher beschränkten sich die genannten Studien auf die quantitative Erfassung bestimmter klimakterischer Beschwerden. Es zeigte sich, daß die untersuchten Frauen zu einem hohem Prozentsatz über typische klimakterische Symptome klagten. Dies gilt auch für die in Zimbabwe untersuchten Mashona-Frauen, ein Ergebnis, daß im Gegensatz zur Annahme von Flint (1975) steht. Der höhere soziale Status, der der Mashona-Frau nach dem Ende ihrer fertilen Phase zu Teil wird (Gelfand 1959), sollte nach der Theorie Flints zu einer positiven Einstellung zur Menopause und daher zu einem beschwerdefreien Klimakterium führen. Dies ist nach den vorliegenden Ergebnissen jedoch nicht der Fall. Selbst wenn man alle methodischen Probleme, wie die rein medizinische Betrachtungsweise des Untersuchers, die Interviewmethode oder die Zusammensetzung der Stichprobe in Betracht zieht, kann kein Zweifel daran bestehen, daß die Mashona-Frauen unter bestimmten klimakterischen Beschwerden leiden. Wie jedoch schon in einem früheren Abschnitt der vorliegenden Arbeit erwähnt, treten zur Zeit des Klimakteriums auch andere Streßfaktoren auf, die nur zeitlich mit dem Klimakterium koinzidieren. Dies dürfte auch bei den Mashona der Fall sein. Obwohl die Mashona-Frauen durch das Ende der Menstruationsblutungen und das damit verbundene Ende periodischer Unreinheit eine Erhöhung ihres sozialen Status erfahren, birgt dieser Lebensabschnitt neue Streßsituationen, die sich auf das körperliche Empfinden auswirken. In der polygamen Mashona Gesellschaft kommt es zur Zeit des Klimakteriums der Frau häufig dazu, daß sich der Ehemann eine junge fertile Frau als zweite oder dritte Ehefrau ins Haus nimmt. Eine Situation die für die erste Frau durchaus belastend ist. Der negative Einfluß psychosozialer Streßfaktoren auf das Klimakterium ist auch für Europa und die USA in zahlreichen Studien beschrieben worden (Van Keep und Kellerhals 1974, Hunter et al 1986, Holte und Mikkelsen 1991). Nicht nur die Aufnahme einer jüngeren Frau in den Haushalt, sondern auch zahlreiche andere Faktoren führen zu einer negativen Beeinflussung der Situation der klimakterischen Frau. Die Übersiedlung von ländlichen Siedlungsgebieten in städtische Slums, die zum Teil nicht oder nur schwer zu verkraftende Konfrontation mit Lebensweise und Werten aus den Industrienationen sowie die Verarmung der Landbevölkerung in den Slums Großstädte führen gerade bei Frauen in diesem Lebensalter, denen eine Anpassung an die veränderten Lebensumstände besonders schwer fällt (Dizcfalusy 1986) zu zusätzlichen Problemen.

Wie bereits eingangs erwähnt, wird die Anzahl von klimakterischen Frauen in Afrika in den nächsten Jahren weiter drastisch ansteigen. Vorrangiges Ziel sollte daher zunächst eine ausführliche interdisziplinär durchgeführte Erforschung und Dokumentation der menopausalen Frau in Afrika sein. Dabei sollten nicht nur Mediziner sondern vor allem auch Ethnologen, Soziologen und Psychologen zu Einsatz kommen. Notwendig wäre vor allem eine gezielte Untersuchung traditioneller Heilungs- bzw. Linderungsmethoden klimakterischer Beschwerden, damit die klimakterischen Frauen nicht ausschließlich auf Therapeutica aus den westlichen Industrienationen angewiesen sind. Auch sollten jene psychosozialen Faktoren untersucht werden, die zu einer Verschlimmerung der klimakterischen Beschwerden führen. Diese müssen nicht zwangsläufig mit jenen Streßfaktoren übereinstimmen, die zu einem Ansteigen des Schweregrades klimakterischer Beschwerden in unserer Gesellschaft führen. Was die Gültigkeit der Theorie von Flint (1975) für die afrikanischen Stichproben betrifft, so kann anhand der wenigen für Afrika vorliegenden Untersuchungen keine Bestätigung für die Annahme gefunden werden, daß Frauen in traditionellen Gesellschaften generell weniger bzw. gar nicht unter klimakterischen Beschwerden zu leiden hätten. Die einzige Population für die, nach den bisherigen Forschungsergebnissen (Shostak 1981), diese Annahme Gültigkeit haben könnte, sind die !Kung San, eine genauere Untersuchung dieser Gruppe ist jedoch ebenfalls anzustreben.

Es gibt jedoch auch noch andere Gründe die für eine intensive interdisziplinäre Zusammenarbeit und holistische Betrachtungsweise der Menopause und der sie begleitenden Phänomene: Viele westliche Konzepte des Behandlung und des Umgangs mit den physiologischen Veränderungen die die Menopause begleiten stammen aus den 60er und 70er Jahren. Inzwischen hat sich die Einstellung der Frau zu ihrem Leben und Körper geändert. Blinde Medizingläubigkeit ist dem Bewußtsein des kritischen Patienten gewichen. Andererseits sind auch die Frauen in westlichen Industriestaaten so selbstständig wie nie zuvor. Die Abhängigkeit von Ehemann und Familie hat sich drastisch reduziert und die Anzahl alleinstehender Frauen sich vervielfacht. Das „Empty-Nest“ wird diesen Frauen nicht mehr zu schaffen machen, wohl aber störende Beschwerden, z.B. Hitzewallungen, die bei Berufstätigkeit besonders unangenehm und störend empfunden werden. All diese Frauen werden neue Konzepte zum Umgang mit dieser Lebensphase suchen und verlangen. Neue Konzepte und neue Zugänge können sich jedoch nur durch eine umfassende Dokumentation sowohl der physiologischen Ursachen und der soziokulturellen Zusammenhänge entwickeln. Daher erscheint holistisches Bild der menopausalen Frau wie es die Anthropologie in ihrem weitesten Rahmen bietet in Kombination mit medizinischer Forschung unabdingbar.

Literatur

Abramson J.H., Gampal B., Slome C. Scotch N., Majola C.C. (1960): Age at menopause of urban Zulu women. Science 132: 356-357.

Achenbaum W.A., Stearns P.N. (1978): Old age and modernization. The Gerontologist 18: 307-312.

Agoestina T., van Keep P.A. (1984): THe climacteric in Bandung, West Java province, Indonesia. A survey of 1025 women between 40-55 years of age. Maturitas 6: 327-333.

Albin R.L. (1988): The pleiotropic gene theory of senescence: Supportive evidence from human genetic disease. Ethol.Sociobiol. 9: 371-382.

Alexander R.D. (1974): The evolution of social behavior. Ann.Review of Ecol.System. 5: 325-383.

Aloysio D. de, Villecco A.S., Fabiani A.G., Mauloni M. Altieri P., Miliffi L., Bottiglioni F. (1988): Body mass index distribution in climacteric women. Maturitas 9: 359-366.

Altmann J., Hausfater G., Altmann S. (1988): Determinants of reproductive success in savannah baboons, Papio cynocephalus. In: Clutton-Brock (Hrg.) Reproductive success: Studies of individual variation in contrasting breeding systems. Chicago University Press, S. 403-418.

Amoss P.T. (1981): Coats Salish elders. In: Amoss P.T., Harell S. (Hrgs.) Other ways of growing old: Anthropological perspectives. Stanford University Press.

Amoss P.T., Harell S. (1981): An anthropological perspective of aging. In: Amoss P.T., Harell S. (Hrgs.) Other ways of growing old: Anthropological perspectives. Stanford University Press.

Amundsen D.W., Diers C.J. (1970): The age of menopause in classical Greece and Rome. Hum.Biol. 42: 79-86.

Amundsen D.W., Diers C.J. (1973): The age of menopause in medieval Europe. Hum.Biol. 45: 605-612.

Anderson F.S., Transbol I., Christiansen C. (1982): Is cigarette smoking a promotor of the menopause? Acta Med.Scand. 212: 137-139.

Ardener S. (1975): Perceiving Women. John Wiley & Sons, New York.

Armstrong B.K., Brown J.B., Clarke H.T., Crooke D.K., Hähnel R., Masarei J.R., Ratajczak T. (1981): Diet and reproductive hormones: a study of vegetarian and nonvegetarian postmeno pausal women. J.Nat.Cancer Inst. 67: 761-767.

Armstrong S. (1990): Labour of death. New Scientist 31: 50-55.

Arsdale P.W.v. (1981): The elderly Asmat of New Guinea. In: Amoss P.T., Harell S. (Hrgs.) Other ways of growing old: Anthropological perspectives. Stanford University Press.

Ashton H. (1967): The Basuto. London, Oxford University Press.

Bachofen J.J. (1861): Das Mutterecht. Krais und Hoffmann Verlag. Stuttgart.

Backmann G.v. (1948): Die beschleunigte Entwicklung der Jugend, verfrühte Menarche, verspätete Menopause, verlängerte Lebensdauer. Acta Anatom.4: 454-456.

Bailey A., Robinson D., Vesseby M. (1977): Smoking and age of natural menopause. The Lancet 212: 722.

Bajulaiye O., Sarrel P.M. (1986): A survey of perimenopausal symptoms in Nigeria. In: Notelovitz M, van Keep P. (Hrgs.) The climacteric in perspective. Lancester MTP Press. S. 161-175.

Ballinger S., Cobbin D., Krivanek J., Saunders D. (1979): Life stresses and depression in the menopause. Maturitas 1: 191-199.

Barber H.R.K. (1988): Perimenopausal and Geriatric Gynecology. Macillian Publishers Company, New York.

Barbosa J.O., Shultz T.D., Filley S.J., Nieman D.C. (1990): The relationship among adiposity, diet, and hormone concentrations in vegetarian and nonvegetarian postmenopausal women. Am.J.Clin.Nutr. 51: 798-803.

Barret M.S. (1933): An investigation of the menopause in one thousend women. Lancet 12: 106.

Bart P. (1979): Why women's status change in middle age: the turns of the social ferris wheel. Sociological Symposium, Fall.

Basden G.T. (1966): Among the Ibos of Nigeria. London, Frank Cass.

Baxter P.J.W., Butt A. (1953): The Azande and related peoples of the Anglo-Egyptan Sudan and Belgian Congo. London. International African Institute.

Beall C.M. (1983): Ages at menopause and menarche in a high-altitude Himalayan population. Ann.Hum.Biol. 10: 365-370.

Beall C.M. (1987): Nutrition and variation in biological aging. In: Johnston F.E. (Hrg.) Nutritional Anthropology. S.197-223. Alan R.Liss, Inc. New York

Bean J.A., Leeper J.D., Wallace R.B., Sherman B.M., Jagger H. (1979): Variations in the reporting of menstrual histories. Am.J.Epidemiol. 109: 181-185.

Beattie W. (1978): Aging: A framework of characteristics and considerations for cooperative efforts between the developing and developed regions of the world. Background paper for the expert group meeting on aging, united Nations, N.Y.

Beauvoir S. de (1970): Das Alter. Rororo Tb. Rowohlt Verlag

Bebarta P.C. (1977): Family type and fertility in India. North quincey. Massachusetts, Christopher Publ.House.

Bengtsson C., Lindquist O., Redvall L. (1979): Is the menopausal age rapidly changing? Maturitas 1: 159-164.

Bengtsson C., Lindquist O., Redvall L. (1981): Menstrual status and menopausal age of middle-aged Swedish women. Acta Obstet.Gynecol.Scand. 60: 269-275.

Benjamin F. (1960): The age of the menarche and of the menopause in white Southern African women and certain factors influencing these times. S.Afr.Med.J. 34: 316-320.

Berg G. Hammar M. (1985): Epidemiology of the climacterium. Acta Obstet.Gynec.Scand.Suppl. 132: 9-12.

Bernatzik H. (1947): Afrika - Handbuch der angewandten Völkerkunde. Leipzig.

Bernis C. (1984): Intergenerational changes in age at menarche and at menopause and in life span of contemorary man, and their biological meaning. Studies in Human Ecology 6: 63-72.

Beyene Y. (1984): Climacteric expressions in a crosscultural study. In: Notelevitz M., Keep P.v. (Hrgs.) The climacteric in perspective. Lancester MTP Press pp. 139-147

Beyene Y. (1989): From menarche to menopause: reproductive lives of peasant women in two cultures. State University of New York Press.

Bielecki T., Welon Z. (1964): An estimate of reproductive wastage in rural women from Eastern Poland. Materially Anthropologie 70: 216.

Biesele M., Howell N. (1981): The old people give you Life: Aging among !Kung hunter-gatherers. In: Amoss P.T., Harell S. (Hrgs.)Other ways of growing old: Anthropological perspectives. Stanford University Press. S. 77-98.

Blanchard W. (1958): Thailand: its people, its societ, its culture. Connecticut Human Relation Area Files.

Bochenska Z. (1978): Zmiany w rozwoju osobniczym czlowieka wswietle trendow sekularnych i roznic spolecznych. Prace Monograph. AWF Krakau.

Bogin B., Smith H. (1996): Evolution of the Human Life Cycle. Am.J.Hum.Biol. 8: 703-716.

Boldsen J.L., Jeune B. (1990): Distribution of age at menopause in two Danish samples. Hum.Biol. 62: 291-300.

Bongaarts B.J. (1980): Does malnutrition affect fecundity? A summary of evidence. Science 208: 564-569.

Bottiglioni F., Aloysio de D., Nicoletti G., Mauloni M., Mantuano R., Capelli M. (1983): A study of thyroid function in the pre-and postmenopause. Maturitas 5: 105-114.

Bottiglioni F., Aloysio de D., Nicoletti G., Mauloni M., Mantuano M., Motta R. (1984): Physiopathological aspects of body overweight in the female climacteric. Maturitas 5: 153-169.

Boulet M.J., Oddens B.J., Lehert P., Vemer H.M., Visser A. (1994): Climacteric and menopause in sevenn south-east Asian countries. Maturtas 19: 157-176.

Bourdieu P. (1977): Outline of theory and practice. Cambridge University Press.

Brambilla D.J., McKinlay S. (1989): A prospective study of factors affecting the age at menopause. J.Clin.Epidemiol. 42: 1031-1039.

Brand P.C., Lehert P.H. (1978): A new way of looking at envionmental variables that may affect the age at menopause. Maturitas 1: 121-132.

Brown J. (1979): No longer young and not yet old. Paper presented at the Third Annual Menstrual Cycle Conference, Tuscon Arizona.

Bryan Pedersen S., Bartholomew M.J., Dolence L.A., Aljadir L.P., Netteburg K.L., Lloyd T. (1991): Menstrual differences due to vegetarian and nonvegetarian diets. Am.J.Clin.Nutr. 53: 879- 885.

Burch P.R.J., Gunz F.W. (1967): The distribution of menopausal age in New zealand. An exploratory study. N.Z.Med.J. 66: 6-10.

Buschan G. (1910): Die Sitten der Völker. Union deutsche Verlagsgesellschaft. Stuttgart, Berlin, Leipzig.

Campagnoli C., Morra G., Belforte P., Prelato Tousjin L. (1981): Climacteric symptoms according to body weight in women of different socioeconomic groups. Maturitas 3: 279-287.

Chalmers J., Ho K.C. (1970): Geographical variations in senile osteoporosis. J.Bone and Joint Survey 52: 667-675.

Chinas B.L. (1973): The Isthmus Zapotecs: women's roles in cultural context. New York, Holt, Rinehart und Winston.

Chompootweep S., Tankeyoon M., Yamarat K., Poomsuwan P., Dusitsin N. (1993): The menopausal age and climacteric complaints in Thai women in Bangkok. Maturitas 17: 63-71.

Christiansen K. (1991a): Serum and salvia sex hormone levels in!Kung San men. Am.J.Phys.Anthrop. 86: 37-44.

Christiansen K. (1991b): Androgen and estrogen levels in Namibian Kavango men. Homo 42: 43-62.

Cleland W.H., Mendelson C.R., Simpson E.R. (1985): effects of aging and obesity on aromatase activity of human adipose cells. J.Clin.Endocrinol.Metab. 60: 174-176.

Colson E., Scudder T. (1981): Old age in Gwembe District. In: Amoss P.T., Harrell S. (Hrgs.) Other ways of growing old. Stanford University Press.

Cowgill D., Holmes L.D. (1972): Aging and modernization. New York.

Crapanzano V. (1980): Tuhami: portrait of a Moroccan. Chicago, Chicago University Press.

Crawfurd R. (1915): Notes on the superstitions of menstruation. Lancet 18: 1331-1336.

Creel H.G. (1937): The Birth of China. New York, Reyal and Hitchcock.

Cutler R.G. (1975): Evolution of human longevity and genetic complexity govering aging rate. Proc.Natl.Acad.Sci. USA 72: 4664-4668.

Cutler R.G. (1981): Life-span extension. In: McGaugh J.L., Kiesler S.B. (Hrgs.) Aging: Biology and behavior. New York Academic Press S. 31-76.

Cyran W. (1974): Klimakterium: Organisches Problem oder menschlicher Notstand. Med.Welt 25: 203-206.

Damon A., Damon S.T., Reed R.B., Valadian I. (1969): Age at menarche of mothers and daughters, with a note of accuracy of recall. Hum.Biol. 41: 161-175.

Danker-Hopfe H. (1986): Menarcheal age in Europe. Yearb.of Phys.Anthrop. 29: 81-112.

Davis D.L. (1982): Women's status and experience of the menopause in a Newfoundland fishing village. Maturitas 4: 207-216.

Dawson-Hughes B., Harris S. (1992): Regional changes in body composition by time of year in healthy postmenopausal women. Am.J.Clin.Nutr. 56: 307-313.

Denig E.T. (1930): Indian Tribes of the Upper Missouri. The Assininboin. Washington Smithonian Institution.

Dennerstein L., Burrows G.D. (1978): A review of studies of the psychological symptoms found at the menopause. Maturitas 1: 55-64.

Deutsch H. (1944): The Psychology of the women. Grune & Stratton, New York.

DeWitt W. (1989): Human Biology: Form, function and adaptation. Scott, Foresman and Company, Boston.

Diczfalusy E. (1986): Menopause, developing countries and the 21st century. Acta Obstet.Gynecol.Scand,Suppl. 134: 45-57.

Dolhinow P. (1984): The primates: Age, behaviour and evolution. In: Kertzer D.I., Keith J. (Hrg.): Age and Anthropological theory. Cornell University Press, London S. 65-81.

Dorsey J.O. (1884): Omaha Society. Washington Smithonian Institution.

Dowling J.F., Freinkel N., Ingbar S.H. (1960): effect of estrogens upon peripherial metabolism f thyroxine.
J.Clin.Invest. 39: 1119-1130

Dowty N. (1971): Women's attitudes to climacterium in five Israeli sub-cultures. Unveröffentlichte Dissertation der University of Chicago.

Dowty N., Maoz B., Antnovsky A., Wijsenbeek H. (1970): Climacteric in three cultural contexts. Trop. and Geograph.
Medicine 22: 77-86.

Draper P. (1976): Social and economic constraints on child life among the !Kung. In: Lee R.B., DeVore I. (Hrgs.) Kalahari Hunter-Gatherers. Harvad University Press; Cambridge, Mass. S. 199-217.

Ebihara M.M. (1968)Svay,a Khmer village in Cambodia. Doctoral dissertation Columbia University.

Ernster V.L., Petrakis N.L. (1981): Effect of hormonal events in earlier life and socioeconomic status on age at menopause. Am.J.Obstet.Gynec. 140: 471-473.

Evans D.J., Hoffmann R.G., Kalkhoff R.K., Kissebah A.H. (1983): Relationship of androgeneic activity to body fat topography, fat cell morphology and metabolic abberations in premenopausal women. J.Clin.Endocrinol.Metab. 57: 304-310.

Evers S.E., Orchard J.W., Haddad R.G. (1985): Bone density in postmenopausal North American Indian and Caucasian females. Hum.Biol. 57: 819-726.

Featherstone M., Hepworth M. (1985): The history of the male menopause 1848-1936. Maturitas 7: 249-257.

Fedigan L. (1991): Life span and reproduction in Japanese macaque females. In: Fedigan L.M., Asquith P.J. (Hrgs.) The monkeys of Arashiyama. Thirty-five years of research in Japan and the West. Albany, State University of New York Press. S. 140-154.Fiebag J.D. (1911): Klimakterium präcox. Med.Diss.Breslau.

Finn C.A. (1976): Investigations intoreproductive aging in experimental animals. In: Beard R.J. (Hrg.) The menopause: A Guide to current research and practice. University Park Press, Baltimore. S.1-23.

Flint M (1974): Menarche and menopause of Rajput women. Ph.D. Dissertation, City University of new York.

Flint M. (1975): The menopause: reward or punishment? Psychosomatics 16: 161-163.

Flint M. (1976): Do chimpanzee have a menopause? Am.J.Phys.Anthrop. 44: 178-179.

Flint M. (1978): Is there a secular trend in age of menopause? Maturitas 1: 133-139.

Flint M. (1979): Transcultural influences in peri-menopause. In: Haspels A.A., Musaph H. (Hrgs) Psychosomatics in peri-menopause. S.41-56.

Flint M., Garcia M. (1979): Culture and Climacteric. J.Biosoc.Sci.Suppl. 6: 197-215.

Flint M. (1982): Anthropological perspectives of the menopause and middle age. Maturitas 4: 173-180.

Flint M., Samil R.S. (1990): Cultural and subcultural meanings of the menopause. Ann.N.Y.Acad.Sci. 592: 134-148.

Forel A. (1908): Die sexuelle Frage. E.Reinhardt Verlag, München.

Frere G. (1971): Mean age at menopause and menarche in South Africa. S.Afr.J.Med.Sci. 36: 21-24.

Friedenthal A. (1911): Das Weib im Leben der Völker. Verlagsanstalt für Literatur und Kunst, Berlin.

Friedel E. (1975): Women and men: An Anthropologist's view. Holt & Rinehart, Winston, New York.

Frisch R. (1976): Critical metabolic mass and age at menarche. Ann.Hum.Biol. 3: 489-491.

Frisch R. (1985): Fatness, menarche and female fertility. Perspect.Biol.Med. 28: 611-633.

Frisch R., McArthur J. (1974): Menstrual cycles: Fatness as a determinant of minimum weight for height necessary for their maintenance or onset. Science 185: 949-951.

Frisch R., Wyshak G., Vincent L. (1980): Delayed menarche and amenorrhoea of ballet dancers. New Engl.J.Med. 303: 17-19.

Fry C. (1980): Aging in culture and society. J.F. Bergin Publishers, Inc. New York.

Gamst F. (1969): The Qmant, a pagan Hebraic peasantry of Ethiopia. Holt, Rinehart & Winston, New York.

Ganong W.F. (1979): Lehrbuch der medizinischen Physiologie. Springer Verlag Berlin.

Garn S.M., LaVelle M. (1983): Reproductive histories of low weight girls and women. Am.J.Clin.Nutr. 37: 862-866.

Gaulin S.J.C. (1980): Sexual dimorphism in the human postreproductive life-span: Possible causes. J.Hum.Evol. 9: 227- 232.

Gelfand M. (1959): Shona ritual with special reference to the Chaminoka. Juta, Cape Town.

Geller S., Scholler R. (1979): FSH and LH pituitary reserve and output in the postmenopause. Maturitas 1: 45-52.

Gennep A.van (1906): Les rites de passage. Edition de la Maison des Sciences de l'Homme. Paris.

George T. (1988): Menopause: some interpretions of the results of a study among a non-western group. Maturitas 10: 109-116.

Geschwin N., Galaburda A.M. (1985): Cerebral lateralization. Biological mechanismss, associations, and pathology: I A hypothesis and a program for research. Arch. Neurol 42: 428-459.

Ghosh A.K., Kumari S. (1973): Effect of menarcheal age on fertility. J.Ind.Anthrop. Soc. 8: 165-172.

Glinoer D., McGurie R.A., Gershengorn M.C., Robbins J., Berman M. (1977): Effects of estrogens on thyroid-binding-globulin metabolism in rhesus monkeys. Endocrinol. 160: 9-17.

Godsen R.G. (1985): Biology of menopause. The cause and consequence of ovarian ageing. Academic Press London.

Goecke H. (1959): Die Frau im Klimakterium. Zbl. Gynäk. 81: 389- 391.

Gogoi D. (1972): Menarche and menopause among women from an Ahom village in Upper Assam. Bull.Dept.Anthrop.Dibrugarh Univ.

Goldstein M.Z. (1987): Aspects of gender and ethnic identity: two Italian-American women. J.Am.Acad.Psychoan. 15: 383-394.

Goodenough W.H. (1970): Description and comparison in cultural anthropology. Chicago.

Goodman M.J., Stewart C., Gilbert F.I. (1977): Patterns of menopause: a study of certain medical and physiological variables among Caucasian and Japanese women living in Hawaii. J.Gerontol. 32: 291-298.

Goodman M.J., Grove J.S., Gilbert F.I. (1978): Age at menopause in relation to reproduction history in Japanese, Caucasian, Chinese and Hawaiian women living in Hawaii. J.Gerontol. 33: 688-698.

Goodman M.J., Estiko-Griffin A., Griffin P.B., Grove J.S. (1985): Menarche, pregnancy, birth spacing and menopause among the Agta women foragers of Cagayan province, Luzon, the Philippines. Ann.Hum.Biol. 12: 169-177.

Gould K.G., Flint M., Graham C.E. (1981): Chimpanzee reproductive senescence: A possible model for evolution of the menopause. Maturitas 3: 157-166.

Graham C.E. (1979): Reproduction function in aged female chimanzees. Am.J.Phys.Anthrop. 50: 291-300.

Graham C.E., Kling O.R., Steiner R.A. (1979): Reproductive senescence in female nonhuman primates. In: Bowden D.J. (Hrgs.) Aging in nonhuman primates. New York, Van Nostrand Reinhold, S. 183-209.

Granville R.K., Roth F.N. (1899): Notes on the Jerris, Lobos and Ljos of the Warri-District of the Niger Coast Protectorate. Anthropol.Inst. G.B. and Irel., New Series Bd. 1.

Gray R.H. (1976): The menopause - Epidemiological and Demographic Considerations. In: Beard R.J. (Hrg.) The menopause: A guide to current research and practice. University Park Press Baltimore S. 25-40.

Greil H., Rother B. (1988): Körperhöhen-Körpermassenindices und Hautfaltendicke im Erwachsenenalter. Wiss.Z.Humb.Univ.Berlin 37: 222-228.

Griffen J. (1977): A cross-cultural investigation of behavioral changes at menopause. Soc.Sci.J. 14: 49-55.

Griffen J. (1982): Cultural models for coping with menopause. In: Voda A., Dinnerstein M., O'Donell S. (Hrgs.) Changing perspective on menopause. Austin, University of Texas Press. S. 248-262.

Guthrie R.D. (1969): Senescence as an adaptive trait. Perspect.Biol.Med. 4: 313-324.

Hamilton W.D. (1966): The moulding of senescence by natural selection. J.Theor.Biol. 12: 12-45.

Harlan W.H. (1964): Social status of the aged in three Indian villages. Vita humana 7: 239-252.

Harley D. (1990): Aging and reproductive performance in langur monkeys. Am.J.Phys.Anthrop. 83: 253-261.

Harlow S.D., Linet M.S. (1989): Argument between questionaire data and medical records: The evidence for accuracy of recall. Am.J.Epidemiol. 129: 233-248.

Harrell S. (1981): Growing old in rural Taiwan. In Amoss P.T., Harrell S. (Hrgs.) Other ways of growing old. Stanford University Press.

Hart R.W., Turturro A. (1987): Evolution of life span in placental mammals. In: Warner H.R., Butler R.N., Sprott P.L., Schneider E.L. (Hrgs.) Modern biological theories of aging. Vol. 31, Aging Series. Raven Press New York, S. 5-18.

Hauser G.A., Wenner R. (1961): Das Klimakterium der Frau. Ergeb.Innere Med.Kinderheilkunde 16: 125-197.

Hauser G.A., Remen U., Valaer M., Erb H., Muller T., Oribi J. (1962):Menarche and menopause in Israel.Gynecologia 155: 39-45.

Hauser P.M. (1976): Aging and worldwide population change. In: Binstock R.H., Shanas E. (Hrgs.) Handbook of Aging and social sciences. New York.

Hauser-Schäublin B. (1991): Das Werden einer geschlechterspezifischen Ethnologie. In: Hauser-Schäublin B. (Hrg.) Ethnologische Frauenforschung. S.9-37. Dietrich Reimer Verlag Berlin.

Hawkes K., O'Connell J.F., Blurton Jones N.G. (1989): ardworking Hadsa grandmothers. In: Standen V., Foley R.A. (Hrgs.) Comparative Socioecology of humans and other mammals. Oxford, Blackwell Scientific Publictions.

Hawkinson L.F. (1938): The menopausal syndrome. J.Am.med.Ass. 111: 390-393.

Hayflick L. (1987): Origins of longvity. In: Warner H.R., Butler R.N., Sprott R.L., Schneider E.L. (Hrgs.) Modern biological therories of ageing. Volume 31, Ageing Series, Raven Press, New York. S.21-34.

Hayflick L.(1988):Why do we live so long? Geriatrics 43: 77-87.

Hediger M.L., Katz S.H. (1986): Fat patterning, overweight and adrenal androgen interactions in black adolescent females. Hum.Biol. 58: 585-600.

Held G.J. (1957): The Papuas of Waropen. The Hague. Martinus Nijhoff.

Herrick A.B. (1969): Area Handbook of Uganda. Washington. US Government Printers.

Hiebert P.G. (1981): Old age in a South Indian village. In: Amoss P.T., Harell S. (Hrgs.) Other ways of growing old. Stanford University Press.

Hilbourne M.P. (1973): The menopause. In: Van Keep K. (Hrg.) The menstrual cycle and missing menstruation. Int.Health Foundation, Genf, S. 31-33.

Hill P., Garbaczewski L., Helman P., Huskisson J., Sporangisa E., Wynder E.L. (1980): Diet, lifestyle, and menstrual activity. Am.J.Clin.Nutr. 33: 1192-1198.

Hill K., Hurtado A.M. (1997): The evolution of premature reproductive senescence and menopause in human females: An evaluation of the "grandmother hypothesis". Human Nature Hrgs. L.BetzigOxford University Press

Hodgen G.D., Goodman A.L., O'Connor A., Johnson D.K. (1977): Menopause in rhesus monkeys: Model for study disorders in the human climacteric. Am.J.Obstet.Gynecol. 127: 581-584.

Hoel D.G., Wakabayashi T., Pike M.C. (1983): Secular trends in the distribution of the breast cancer risk factors - menarche, first birth, menopause and weight - in Hiroshima and Nagasaki, Japan. Am.J.Epidemiol. 118: 78-89.

Holte A., Mikkelsen A. (1991): The menopausal syndrome: A factor analytic replication. Maturitas 13: 193-203

Holte A., Mikkelsen A. (1991): Psychosocial determinants of climacteric complaints. Maturitas 13: 205-215.

Howell N. (1979): Demography of the Dobe !Kung. New York Academic Press.

Hrdy S.B. (1981): "Nepotists" and "Altruists": The behaviour of old females among macaques and langur monkeys. In: Amoss P.T., Harell S. (Hrgs.) Other ways of growing old: anthropo logical perspectives. Stanford University Press. S. 59-96.

Huber J. (1995): Klimakterium - Diagnose und Therapie. Grosse Verlag, Wien.

Hunt E.E., Newcomer N.W. (1984): The timing and variability of menarche, cumulative fertility and menopause. Hum.Biol. 56: 47-62.

Hunter M., Battersby R., Whitehead M. (1986): Relationships between psychological symptoms, somatic complaints and menopausal status. Maturitas 8: 217-228.

Hussong H.K. (1938): Konstitution und Klimakterium. Med.Diss. Erlangen

Isaacson C., Selzer G., Kaye V. (1978): Cancer in the urban Blacks of South Africa. S.Afr.Cancer Bull. 22: 49-84.

Ismael N.N. (1994): A study on the menopause in Malaysia. maturitas 19: 205-209.

Jaszmann L., Van Lith N.D., Zaat J.C.A. (1969): The age at menopause in the Netherlands. Int.J.Fertil. 14: 106-117.

Jaszmann L. (1976): Epidemiology of the climacteric syndrome. In: Campell S. (Hrg.) The management of the menopause and the postmenopausal years. MTP Press, Lancester; S.11-24.

Jenks A.E. (1905): The Bontoc Igorot. Manila.

Jeune B. 81986): Parity and age at menopause in a Danish sample. Maturitas 8: 359-368.

Jick H., Porter J., Morrison A.S. (1977): Relation between smoking and age at natural menopause. The Lancet 25: 1345- 1355.

Johnson T.M. (1987): Premenstrual syndrome as a western culture specific disorder. Culture, Medicine and Psychatry 11: 337- 356.

Katz S.H., Hediger M.L., Zemel B.S., Parks J.S. (1985): Adrenal androgens, body fat, and advanced skeletal age in puberty. New evidence for relations of adrenarche and gonadarche in males. Hum.Biol. 57: 401-413.

Kaufert P.A. (1982): Anthropology and the menopause: The development of a theoretical framework. Maturitas 4: 181-193.

Kaufert P.A., Lock M., McKinlay S., Avis N. (1994): Menopause as a normal physiological event or as a disease. In: Lorrain J., Plouffe L.jr., Ravnikar V., Speroff L., Watts N. (Hrgs.) Comprehensive Management of Menopause. Springer Verlag New York, pp. 59-65.

Kay M., Voda A., Olivas G., Rios F., Imle M. (1982): Ethnography of the menopause-related hot flash. Maturitas 4: 217-227.

Keep P.v., Kellerhals J.M. (1974): The impact of socio-cultural factors on symptom formation. Psychther.Psychosom. 23: 251- 263.

Keep P.v., Abe T. (1984): The climacteric in different cultural contexts. In: Notelovitz M, Keep P.v. (Hrgs.) The climacteric in perspective. Lancester MTP Press, pp. 131-137.

Kerns V. (1980): Aging and mutual support relations among the Black caribs. In: Fry. C. (Hrgs.). Aging in culture and society. New York, Bergin press.

Kirchengast S. (1991): Anthropologische Aspekte des Menopausenalters und des Schweregrades des Klimakterischen Syndroms.
Dissertation der Formal- und Naturwissenschaftlichen Fakultät der Universität Wien.

Kirchengast S. (1991): Das Menopausenalter im interethnischen Vergleich. Mitt. Anthrop. Ges.Wien 121: 223-239.

Kirchengast S. (1992a): Der Einfluß sozioökonomischer Faktorenauf den Zeitpunkt der Menopause und den Verlauf des Klimakteriums. Z.f.Gerontol. 25: 128-133.

Kirchengast S. (1992b): Fertility, body shape and menopause. J.Biosoc.Sci. 24: 555-559.

Kirchengast S. (1993a): Anthropometric-hormonal correlation patterns in fertile and postmenopausal women from Austria. Ann.Hum.Biol. 20: 47-65.

Kirchengast S. (1993b): Anthropological aspects of the age at menopause. Homo 44: 261-275.

Kirchengast S. (1993c): Relations between body shape and the degree of severity of the Climacteric syndrome. Maturitas 17: 167-180.

Kirchengast S. (1993d): Body shape and sex hormone levels in fertile and postmenopausal women from Eastern Austria. Homo 44: 145-167.

Kirchengast S: (1994): The interaction between sex hormone levels and body dimensions in postmenopausal women. Hum.Biol. 66: 489-502.

Kirchengast S., Gruber D., Sator M. (1995): Zur Gewichtsproblematik in der Peri- und Postmenopause. Speculum 13: 19-21.

Kirchengast S., Hartmann B., Gruber D., Huber J. (1996) Decreased sexual interest and its relationship to body build in postmenopausal women. Maturitas 23: 63-71.

Kirchengast S., Gruber D., Sator M. Hartmann B., Knogler W., Huber J. (1997): Menopause associated differences in female fat patterning estimated by dual energy x-ray absorptiometry. Ann.Hum.Biol. 24: 45-54

Kirchengast S., Gruber D., Sator M., Huber J. (1997): The fat distribution index - a new possibility to quantify sex specfic fat patterning in females. Homo 48: 285-293.

Kirchengast S., Gruber Sator M., Huber J. (1998): The impact of age at menarche on adult body composition in pre- and postmenopausal women. Am.J.Phys.Anthrop. 105: 9-20.

Kirschner M.A., Schneider G., Ertel N.H., Worton E. (1982): Obesity, androgens, estrogens and cancer risk. Cancer Research 42: 3281-3285.

Klinga K., von Holst T., Runnebaum B. (1982): Serum concentrations of FSH, oestradiol, oestrone and androstendione in normal and obese women. Maturitas 4: 9-17.

Knick B. (1974): Endokrinabhängige Stoffwechselstörungen im Klimakterium von Mann und Frau. Med.Welt 25: 210-212.

Koniarek J., Zukowski W. (1988): Age at menopause in Wroclaw women. Studies in Physical Anthropology 9: 103-110.

Kono S., Sunagawa Y., Higa H., Sunagawa H. (1990): Age of menopause in Japanese women: trends and recent changes. Maturitas 12: 43-49.

Konner M. (1976): Maternal care, infant behaviour and development among the !Kung. In: Lee R.B., DeVore I. (Hrgs.) Kalahari Hunter-Gatherers, Harvad University Press, Mass. S. 218-245.

Krailo M.D., Pike M.C. (1983): Estimation of the distribution of age at natural menopause from prevalence data. Am.J.Epidemiol. 117: 356-361.

Krystal S., Chiriboga D.A. (1979): The empty-nest process in mid-life men and women. Maturitas 1: 215- 222.

Kuhlmann D., Straub H. (1986): Einführung in die Endokrinologie. Wissenschaftliche Buchgemeinschaft Darmstadt.

Kwawukume E.Y., Gosh T.S., Wilson J.B. (1993): Menopausal age of Ghanaian women. Int.J.Gynecol.Obstet. 40: 151-155.

Lafitau J.F. (1724): Mours des sauvages ameriquains, compares aux mours des premiers temps. Paris.

LaFontaine J. (1960): Homicide and suicide among the Gisu. In:Bohannan P. (Hrg.) African Homicide and Suicide. Princeton University Press S. 94-129.

Lancester J.B., King B.J. (1985): An evolutionary perspective on menopause. In: Brown J.K., Kerns V. (Hgrs.) In her Prime: A new view of middle aged women. Bergin und Garvey, South Hadley, Mass. S. 13-20.

Larsson-Cohn U. (1985): Some aspects of the endocrinology of the climacterium. Acta Obstet.Gynec.Scand.Suppl. 132: 13-14.

Lawrence J.C.D. (1957): The Iteso. London, Oxford University Press.

Lee R.B. (1979): The !Kung San. Men, women and work in a Foraging Society. Cambridge University Press, Cambridge.

Lehr U. (1966): Zur Problematik des Menschen im reiferen Erwachsenenalter - eine sozialpsychologische Interpretationder Wechseljahre. Psychatrie, Neurologie und med.Psychologie 18: 59-62.

Lehr U. (1978): Die Situation der älteren Frau - psychologische und soziale Aspekte. Z.Gerontol. 11: 6-26.

Leiblum S.R., Swartzman L.C. (1986): Women's attitudes toward the menopause: an update. Maturitas 8: 47-56.

Leidy L.E. (1990): Early age at menopause among left handed women. Ostet.Gynecol. 76: 1111-1114.

Lenton E.A., Sexton L., Lee S., Cooke I.D. (1988): Progressive changes in LH and FSH and LH:FSH ratio in women throughout reproductive life. Maturitas 10: 35-43.

Lenz I., Luig U. (1990): Jenseits von Mariachat und Patriachat. In: Lenz I., Luig U. (Hrsg.) Frauenmacht ohne Herrschaft. S.1-15. Orlanda Frauenverlag Berlin.

Levine R.A. (1978): Adulthood and aging in cross-cultural perspective. Items 31/32 4: 1-5.

Lewis O. (1963): Life in a Mexican village - Tepoztlan Restudied Chicago University Press.

Ley C.L., Lees B., Stevenson J.C. (1992): Sex- and menopause-associated changes in body-fat distribution. Am.J.Clin.Nutr. 55: 950-954.

Lindquist O., Bengtsson C. (1979): Menopausal age in relation to smoking. Acta Med.Scand. 205: 73-77.

Ling X., Heng Z., Qin-Sheng G. (1994): Epidemiology of perimenopause in China. In: In: Lorrain J., Plouffe L.jr., Ravnikar V., Speroff L., Watts N. (Hrgs.) Comprehensive Management of Menopause. Springer Verlag New York, pp. 66- 67.

Livson N., McNeil (1962): The accuracy of recalled age at menarche. Hum.Biol. 34: 218-221.

Lock M. (1982): Models and practice in medicine: menopause as syndrome or life transition? Culture, medicine and Psychiatry 6: 261-280.

Lock M., Kaufert P., Gilbert P. (1988): Cultural construction of the menopausal syndrome: the Japanese case. Maturitas 10: 317-332.

Lock M. (1991): Contested meanings of the menopause. Lancet 337: 1270-1272.

London S., Willett W., Longscope C., McKinlay S. (1991): Alcohol and other dietary factors in relation to serum hormone concentrations in women at climacteric. Am.J.Clin.Nutr. 53: 166-171.

Longscope C. (1979): Androgen estrogen conversion ratios in aging women. Maturitas 2: 13-17.

Longscope C., Jaffee W., Griffing G. (1980): Metabolic clearence rates of androgens to estrogens in aging women. Maturitas 2: 283-290.

Lowenthal M.F., Chiriboga D. (1972): Transition to the empty nest. Arch.Gen.Psychiatry 26: 8-14.

Lowie R. (1931): Women and Religion. In: Calverton V.F. (Hrg.) The making of man: an outline of anthropology. Greenwood Press; Westport Connecticut. S. 744-757.

Luckey M.M., Meier D.E., Mandeli J.P., DaCosta M.C., Hubbard M.L., Goldsmith S.J. (1989): Radial and vertebral bone density in white and black women: evidence for racial differences in premenopausal bone homeostasis. J.Clin.Endorcinol.Metab. 69: 762-770.

MacMahon B., Worcester J. (1966): Age at menopause: U.S. 1960-62 US Vital Health Statistics Ser. 11:13.

Madrigal L. (1990): The reliability of recalled estimates of menarcheal age in a sample of older women. Am.J.Hum.Biol. 3: 105-110.

Mahadevan K., Murthy M.S.R., reddy P.R., Syamala Bhaskaran (1982): Early menopause and its determinants. J.biosoc.Sci. 14: 473-479.

Maher V. (1978): Women and social change in Morocco. Havard University Press.

Mandelstamm Balzer M. (1981): Rituals of gender identity: markers of Sibirian Khanty ethnicity, status and belief. Am.Anthrop. 83: 850-867.

Maoz B., Doherty N., Antonovsky A., Wijsenbeck H. (1970): Female attitudes to menopause. Soc.Psychat. 5: 35-40.

Maoz B., Antonovsky A., Apter A., Wijsenbeek H., Datan N. (1977a): The perception of menopause in five ethnic groups in israel. Acta Obstet.Gynecol.Scand.Suppl. 65: 69-76.

Maoz B., Antonovsky A., Apter A., Wijsenbeck H., Datan N. (1977b): Ethnicity and Adaptation to Climacteric. Arch.Gynäkol. 223: 9-18.

Marshall J., Richtie C. (1984): Where are the JU/WASI of Nyae Nyae. Changes in a Bushman society 1958-1981. Cape Town University Press. Cape town.

Martin E. (1989): Die Frau im Körper - Weibliches Bewußtsein, Gynäkologie und die Reproduktion des Lebens. Campus Verlag; Frankfurt.

Martin D.L., Seefeldt W.D. (1991): Prehistoric obstetics: Why Anasazi women died young on Black Mesa, Arizona? Am.J.Phys.Anthrop. 12: 125-126.

Martin M.C., Block J.E., Sanchez S.D., Arnaud C.D. Beyene Y. (1993): Menopause without symptoms: the endocrinology of menopause among rural Mayan Indians. Am:J.Obstet.Gynecol. 168: 1839-1843.

Marzi H. (1991): Status im Alter - eine Auseinandersetzung mit der ethnosoziologischen Altersforschung. Z.Gerontl. 24: 271- 275.

Mayer P.J. (1981) Evolution of the menopause: Theoretical considerations and empirical conclusions. Am.J.Phys.Anthrop. 54: 250.

Mayer P.J. (1982): Evolutionary advantage of the menopause. Hum.Ecol. 10: 477-494.

McCarthy T. (1994): The prevalence of symptoms in menopausal women in the Far East: Singapore segment. Maturitas 19: 199-204.

McElroy A. (1975): Canadian Arctic modernization and change in female Inuit role identification. Amn.Ethnol. 2: 662-686.

McKinlay S., Jeffery M., Thompson B. (1972): An investigation of the age at menopause. J.Biosoc.Sc. 4: 161-171.

McKinlay S.M., McKinlay J.M. (1973): Selected studies of the menopause. J.Biosoc.Sci. 5: 533-555.

McKinlay S.M., Bifano N.L., McKinlay J.B. (1985): Smoking and age at menopause in women. Ann.Int.Med. 103: 350-356.

McKinlay S.M., Brambilla D.J., Posner J.G. (1992): The normal menopausal transition. Maturitas 14: 103-115.

Mead M. (1950): Male and Female: A study of the sexes in a changing world. Gollausz, London.

Metcalf M.G. (1979): Incidence of ovulatory cycles in women approaching the menopause. J.biosoc.Sci. 11: 39-48.

Metcalf M.G., Livesey J.H. (1984). Gonadotropin excretion in fertile women: effect of age and onset of the menopausal transition. J.Endocrinol. 105: 357-362.

Middleton J. (1966): The Lugbara of Uganda. Holt, Rinehart & Winston, New York.

Mitzlaff U.v. (1988): Maasai-Frauen. Leben in einer patriarchalischen Gesellschaft. Trickster Verlag, München.

Moore B. (1981): Climacteric symptoms in an african community. Maturitas 3: 25-29.

Moore B., Kombe H. (1991): Climacteric symptoms in a Tanzanian community. Maturitas 13: 229-234.

Morgan L.H. (1877): Ancient Society. New York.

Murphy Y., Murphy R.F. (1974): Women of the Forest. New York, Columbia University Press.

Myerhoff B. (1982): Aging and the aged in other cultures: an anthropological perspective. In: Bouwens E. (Hrg.) The anthropology of health. St.Louis, S. 151-166.

Nachtigal L. (1987): Östrogen. Was die heutige sichere Therapie zu bewirken vermag. Springer Verlag Berlin.

Naroll R., Cohen R. (1973): A handbook of method in cultural anthropology. New York.

Nason J.D. (1981): Respected elder or old person: Aging in a Micronesian community. In: Amoss P.T., Harrell S. (Hrgs.) Other ways of growing old. Stanford University Press.

Nedstrand E., Ekseth U., Lindgren R., Hammar M. (1995): The climacteric among South-American women, who immigrated to Swedeb and age matched Swedish women. Maturitas 21: 3-6.

Neri A., Bider D., Lodor Y., Ovadia J. (1982): Menopausal age in various ethnic groups in Israel. Maturitas 4: 341-348.

Neslihan Carda S., Atike Bilge S., Nilgün Öztürk T., Oya G., Ece O., Hamiyet B. (1998) The menopausal age , related factors and climacteric symptoms in Turkish women. Maturitas 30: 37-40.

Neugarten B.L., Woods V., Kraines R.J., Loomis B. (1963): Women's attitudes toward menopause. Vita Humana 6: 140-151.

Neugarten B.L., Gutmann D.L. (1975): Age-sex roles and personality in middle age: a Thermatic apperception study. In: Neugarten B. (Hrg.) Middle age and aging. Chicago University Press, Chicago, S. 58-74.

Neugarten B., Hagestad C. (1976): Age and life cycle. In: Binstock R.H., Shanasa E. (Hrgs.) Handbook of aging and social sciences. New York.

Nimrod A., Ryan K.J. (1974): Aromatization of androgens by human abdominal and breast fat tissue. J.Clin.Endocrinol.Metab. 40: 367-372.

Nishida T., Takasaki H., Takahata Y. (1990): Demography and reproductive profiles. In: Nishida T. (Hrg.) The Chimpanzees of the Mahale Mountains: Sexual and Life History Strategies. University of Tokyo Press, Tokyo, S. 63-97.

Nomura A.M.Y., Lee J., Kolonel L.N., Hirohata T. (1984): breast cancer in two populations with different levels of risk for the disease. Am.J.Epidemiol. 119: 496-502.

Nukunya J.K. (1969): Kinship and Marrige among the Anlo Ewe. New York.
Okonofua F.E., Lawal A., Bamgbose J.K. (1990): Features of menopause and menopausal age in Nigerian women. Int.J.Gynecol.Obstet. 31: 341-345.

Onwuejeogwu M.A. (1975): The social anthropology of Africa. Heinemann Verlag; London.

Packer C, Tatar M., Collins A. (1998) Reproductive cessation in female mammals. Nature 392: 807-811.

Passarge S. (1907): Die Buschmänner der Kalahari. Dietrich Reimer Verlag, Berlin.

Paulme D. (1963): Women of tropical Africa. University of California Press, Berkeley.

Pavelka M.S.M., Fedigan L.M. (1991): Menopause: A comparative life history perspective. Yearb.Phys.Anthrop. 34: 13-38.

Pavia M., Hsieh CH., Ekbom A., Adami H.O., Trichopoulos D. (1994): Handedness, age at menarche, and age at menopause. Obstet.Gynecol. 83: 579-582.

Pegoraro R.J., Karan V., Nirmul D., Joubert S.M. (1981): Estrogen and progesterone receptors in breast cancer among women of different racial groups. Cancer Res. 46: 2117-2120.

Pfeiffer S. (1990): The evolution of human longevity: Distinctive mechanisms? Can.J.Aging 9: 95-103.

Pixberg H.U., Pfannenstiel P. (1974): Schilddrüsenfunktion im Klimakterium. Med.Welt 25: 212-213.

Ploss H., Bartels M. (1908): Das Weib in der Natur und Völkerkunde. Th.Grieben Verlag, Leipzig.

Poortman J., Thjissen J.H.H., de Waard F. (1981): Plasma oestrone, oestradiol and androstendione levels in postmenopausal women: Relation to body weight and height. Maturitas 3: 65-71.

Press I., McKool M. (1972): Social structure and status of the aged: Toward some valid cross-cultural generalizatons. Aging and Development 3: 297-306.

Prill H.J. (1978): Über das Klimakterium. Zur Physiologie und Pathologie der Alterungsvorgänge bei der Frau. Z.Gerontol. 11: 39-53.

Pross H. (1978): Alter und Geschlechtsrollen. Z.Gerontol. 11: 61-67.

Purifoy F.E., Koopmans L.H., Tatum R.W., Mayes D.M. (1981): Serum androgens and sex hormone binding globulin in obese Pima Indian females. Am.J.Phys.Anthrop. 55: 491-496.

Püschel E. (1988): Die Menstruation und ihre Tabus. Schattauer Verlag. Stuttgart.

Quain B. (1948): Fijian Village. Chicago University Press.
Ramoso-Jalbuena J. (1994): Climacteric Filipino women: a preliminary survey in the Philippines. Maturitas 19: 183-190.

Randhawa I., Premi H.K., Gupta T. (1987): The age of menopause in the women of Himachal Pradesh and factors affecting menopause. Int.J.Public Health 31: 40-44.

Raschka C. (1991): Bezüge zwischen konstitutionellen, anthropometrischen Kenngrößen und individuellen Hormonspiegeln bei Ausdauersportlern - Morphoendokrinologische Korrelationen. Wiss.Z.Humb.Univ.Berlin 40: 132-141.

Reitzenstein F.v. (1923): Das Weib bei den Naturvölkern. Verlag Neufeld und Henius, Berlin.

Reyes F.I., Winter J.S.D., Faiman C.H. (1977): Pituitary-ovarian relationships preceding the menopause. Am.J.Obstet.Gynec. 11: 557-564.

Rizk D.E.E., Bener A., Ezimokhai M., Hassan M., Micallef R., (1998). The age and symptomatology of natural menopause among United Arab Emirates women. Maturitas 29: 197-202.

Robertson M.A., Harington J.S., Bradshaw E. (1971): The cancer patterns in Africans of the Transvaal Lowveld. Br.J.Cancer 25: 377-384.

Rose E.F., Fellingham S.A. (1981): Cancer patterns in the Transkei. S.Afr.J.Sci. 77: 555-561.

Rusell R.L.(1987): Evidence for and against the theory of developmentally programmed aging. In: warner H.R., Butler R.N., Sprott R.L., Schneider E.L. (Hrgs.) Modern biological theories on aging. Vol.31, Aging Series. Raven Press New York, S. 35-61.

Sarana G. (1975): The methodology of anthropological comparisons. An analysis of comparative methods in social and cultural anthropology. Tuscon.

Saunders M.O. (1980): Women's role in a Muslim house town. Mirria, Republic of Niger.

Saure A. (1985): Die Wechseljahre der Frau. Birkhäuser Verlag.

Saxena B.N., Dusitsin N., Poshyachinda V. (1972): Luteinizing hormone, estradiol, progesterone levels in serum of menstruating Thai women.
Obstet .Gynecol.Brit.Commonwealth 84: 113-117.

Schidlof B. (1908): Das Sexualleben der Australier und Ozeanier. Leipzig.

Schlehe J. (1987): Das Blut der fremden Frauen - Menstruation in der anderen und in der eigenen Kultur. Campus Verlag, Frankfurt.

Schweizer T. (1978): Methodenprobleme des interkulturellen Vergleichs. Probleme, Lösungsversuche, exemplarische Anwendung. Köln.

Schweizer T. (1983): Interkulturelle Vergleichsverfahren. In: Fischer H. (Hrg.) Ethnologie - eine Einführung. Dietrich Reimer Verlag Berlin.

Scragg R.F.R. (1973): Menopause and reproductive span in rural Nuigini. In: Proceedings of the Annual Symposium of the Papua New Guinea medical Society, Port Moresby; S. 126-144.

Seidell J.C., Cigolini M., Deurenberg P., Oosterlee A., Doornbos G. (1989): Fat distribution, androgens and metabolism in nonobese women. Am.J.Clin.Nutr. 50: 269-273.

Sharhrani M.N. (1981): Aging among the Kirghiz. In: Amoss P.T., Harell S. (Hrgs.) Other ways of growing old. Stanford University Press.

Sharma K. (1978): Fertility and Mortality in Konds: A tribal community of Orissa. Man in India 58: 77-88.

Sharma V.K., Saxena M.S.L. (1981): Climacteric symptoms: A study in the indian context. Maturitas 3: 11-20.

Sharp H.S. (1981): Old age among the Chipewyan. In: Amoss P.T., Harell S. (Hrgs.) Other ways of growing old. Stanford University Press.

Shepard R.J., Kofsky P.R., Harrison J.E., McNeill K.G., Krondl A. (1985): Body composition of older female subjects: New approaches and their limitations. Hum.Biol. 57: 671-686.

Sherman B., West J.H., Korenman S.G. (1975): The menopausal transition: analysis of LH, FSH, estradiol and progesterone concentrations during menstrual cycles of older women. J.Clin.Endocrinol.Metab. 42: 629-636.

Sherman B., Wallace R., Bean J., Schlabaugh L. (1981): Relation of body weight to menarcheal and menopausal age: Implica tions for breast cancer risk. J.Clin.Endocrinol.Metab. 52: 488-493.

Shimizu H., Ross R.K., Bernstein L., Pike M.C., Henderson B.E. (1990): Serum oestrogen levels in postmenopausal women: comparison of American whites and Japanese in Japan. Br.J.Cancer 62: 451-453.

Shostak M. (1981): Nisa. The life and words of a !Kung woman. Earthscan Publications Ltd. London.

Silberbauer G.B. (1981): Hunter and habitat in the Central Kalahari Desert. Cambridge University Press, Cambridge.

Silverman S. (1967): The life crisis as a clue to social functions. Anthropol Q. 40: 127-138.

Simmons L. (1945): The role of the aged in primitive society. London.

Simmons L. (1959): Aging in modern society. New York.

Sinclair K.P. (1985): Koro and Kuia: Aging and gender among the Maori of New Zealand. In: Counts D.A., Counts d.r. (Hrgs.): Aging and its transformation: Moving toward death in Pacific societies. University press of America. S. 27-46.

Singer R. (1978): The biology of the San. In: Tobias P.V. (Hrg.) The Bushmen. San hunters and herders of Southern Africa. Human & Rousseau, Cape Town and Pretoria.

Singh L., Ahuja S. (1980): Trend of menopause among the women of Punjab. Anthrop.Anz. 38: 297-300.

Skultans V. (1970): The symbolic significance of menstruation and menopause. Man 5: 639-651.

Smith F.H., Falsetti A.B., Donelly S.M. (1989): Modern Human Origins. Yearb.Phys.Anthrop. 32: 35-68.

Soberon J., Calderon J.J., Goldzieher J.W. (1966): Relation of parity to age at menopause. Am.J.Obstet.Gynecol. 96: 96-100.

Solomon L. (1968): Osteoporosis and fracture of the femoral neck in the South African Bantu. J.Bone Joint Surg. 50: 2-13.

Sosa H., Navarro R., Liminana C., Wagner F., Guerra R., Lopez P., Hernandez D. (1994): Age of menopause onset in Canary Islands women. Rev.Sanid.Hig.Publica 68: 385-391.

Spencer P. (1965): The Samburu: A study of gerontocracy in a nomadic tribe. Berkerly.

Stenning D.J. (1958): Household viability among pastoral Fulani. In: Goody J. (Hrg.) The development cycle in domestic groups. Cambridge University Press. S. 92-119.

Sturm S.C., Western J.D. (1982): Variations in fecundity with age and environment in olive baboons (Papio anubis). Am.J.Primatol. 3: 61-76.

Sukwatana P., Meekhangvan J., Tamrongterakul T., Tanapat Y., Asavarait S., Boonjitrpimon P. (1991): Menopausal symptoms among Thai women in Bangkok. Maturitas 13: 217-228.

Tapper N. (1978): The women's subsociety among the Shahsevan Nomads of Iran. In: Beck L., Keddie M. (Hrgs.) Women in the Muslim World. London, Havard University press.

Tarasuk V., Beaton G.H. (1991): Menstrual-cycle patterns in energy and macronutriet intake. Am.J.Clin.Nutr. 53: 442-447.

Tilt E.J. (1857): The change of life in health and disease. London.

Todorov V., Vizev St. (1979): Menarche and menopause in different ethnic groups in Bulgaria. Revue de la Societe Anthropologique de Yugoslawie 16: 85-90.

Toit B.M. du (1984): The cultural climacteric in crosscultural perspective. In: Notelevitz M., Keep P.v. (Hrgs.) The climacteric in perspective. Lancester MTP Press.

Townsend J.M., Carbone C. (1980): Menopausal syndrome: Illness or social role - A transcultural analysis. Cult.Med.Psych. 4: 229-248.

Treolar A.E. (1974): Menarche, menopause and intervening fecundity. Hum.Biol. 46: 89-107.

Trigg E.B. (1973): Gypsy Demons and Divinities. Secaucus, Citadel Press.

Van Wagenen G. (1970): Menopause in a subhuman primate. Anat.Rec. 166: 392.

Van Wagenen G. (1972): Vital statistics from a breeding colony: Reproduction and pregnancy outcome in Maccaca mulatta. J.Med.Primatol. 1: 3-28.

Van der Walt L.A., Levin J. Jenkins T. (1977): Endocrine studies on the San ("Bushmen") of Botswana. S.Afr.Med.J. 52: 230-232.

Van der Walt L.A., Wilmsen E.N., Jenkins T. (1978): Unusual sex hormone patterns among desert-dwelling hunter-gatherers. J.Clin.Endocrinol.Metab. 46: 658-636.

Vatuk S. (1975): The aging women in India: Self-Perceptions and changing roles. In: DeSouza A. (Hrg.) Women in contemporary India. Delhi.

Vivelo F.R (1988): Handbuch der Kulturanthropologie. dtv/Klett-Cotta Verlag, München.

Vogel L.C., Muller A.S., Odingo R.S., Onyango Z., Geus A. de (1974): Health and Disease in Kenya. East African Literature Bureau, Nairobi.

Walker A.R.P., Walker B.F., Tshabalala E.N., Isaacson C., Segal I. (1984): Low survival of South African urban Black women with breast cancer. Br.J.Cancer 49: 241-244.

Walker A.R.P., Walker B.F., Ncongwane J., Tshabalala E.N. (1984): Age of menopause in black women in South Africa. Br.J.Obest.Gynecol. 91: 797-801.

Walsh J. (1978): The age of menopause of Australian women. Med.J.Austr. 2: 181-182.

Walter H. (1978): Sexual- und Entwicklungsbiologie des Menschen.
Dtv wissenschaftliche Reihe.

Waser P.M. (1978): Postreproductive survival and behavior in a free-ranging female mangabey. Folia Primatol. 29: 142-160.

Washburn S.L. (1981): Longevity in primates. In: McGaugh J.L., Kiesler S.B. (Hrgs.) Aging: Biology and behaviour. Academic Press, New York. S. 11-29.

Wasti S., Robinson S.C., Akhatar Y., Khan S., Badaruddin N. (1993): Characteristics of menopause in three socioeconomic groups in Karachi, Pakistan. Maturitas 16: 61-69.

Weideger P. (1975): Menstruation and Menopause. The physiology and psychology, the myth and the reality. Knopf Verlag New York.

Weiss K.M. (1981): Evolutionary perspectives on human aging. In: Amoss P.T., Harrell S. (Hrgs.) Other ways of growing old: Anthropological perspectives. Stanford University press S. 25-58.

WHO Scientific Group (1981): Research on the menopause. Tech.Rep.Ser. 670. World health Organization, Geneva.

Wilbush J. (1979): La menepausie - the birth of a syndrome. Maturitas 1: 145-151.

Wilbush J. (1981): What's in a name? Some linguistic aspects of the climacteric. Maturitas 3: 1-9.

Wilbush J. (1982): Climacteric expression and social context. Maturitas 4: 195-205.

Wilbush J. (1984): The climacteric syndrome: historical perspectives. In: Notelovitz M., Keep P.v. (Hrgs.): The climacteric in perspective. Lancetser MTP Press pp. 121-129.

Wilbush J. (1988): Menopause and Menorrhagia: a historical exploration. Maturitas 10: 83-108.

Willet W., Stampfer M.J., Bain C. (1983): Cigarttte smoking, relative weight and menopause. Am.J.Epidemiol. 117: 651-658.

Williams D.M. (1957): Pleiotropy, natural selection and the evolution of senescence. Evolution 11: 398-411.

Wolanski N. (1972): Comment on correlates of long post partum taboos: A cross-cultural study. Curr.Anthrop. 13: 255-256.

Wolpoff M., Wu X.C., Thorne A,G. (1984): Modern Homo sapiens origins. In: Smith F.H., Spencer F. (Hrgs.) The origins of modern humans. Alan R.Liss.Inc. New York, S. 411-483.

Wood J.W. (1990): Fertility in anthropological populations. Ann.Rev.Anthropol. 19: 211-242.

Worthmann C.M., Konner M.J. (1987): Testosterone levels change with subsistence hunting effort in !Kung San men.
Psychoneuroendocr. 12: 449-355.

Wright A.L. (1983): A cross-cultural comparison of menopausal symptoms. Med.Anthrop. 7: 20-35.

Wyon J.B., Finner S.L., Gordon J.E. (1966): Differential age at menopause in rural Punjab, India. Popul.Index 32: 328.

Young J. (1971): An introduction to the study of main. Clavendian Press, Oxford.